主编 王 娟 杨 丹 刘 琰 李延可

神经内科疾病诊疗思维与实践

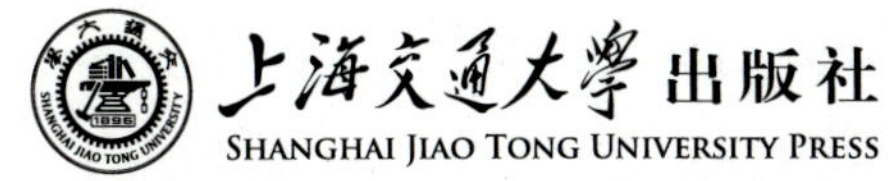

内容提要

本书首先简要介绍了神经内科疾病常见症状，然后重点讲解运动障碍性疾病、发作性疾病、感染性疾病及脑血管疾病，详细阐述了其病因、发病机制、临床表现、诊断思路、鉴别诊断要点及治疗原则。本书可供神经内科基层医务工作者、实习医师及在校学生借鉴和参考。

图书在版编目（CIP）数据

神经内科疾病诊疗思维与实践 / 王娟等主编. --上海 : 上海交通大学出版社，2024.5

ISBN 978-7-313-30741-5

Ⅰ. ①神… Ⅱ. ①王… Ⅲ. ①神经系统疾病－诊疗 Ⅳ. ①R741

中国国家版本馆CIP数据核字（2024）第099530号

神经内科疾病诊疗思维与实践

SHENJING NEIKE JIBING ZHENLIAO SIWEI YU SHIJIAN

主　　编：王　娟　杨　丹　刘　琰　李延可
出版发行：上海交通大学出版社
地　　址：上海市番禺路951号
邮政编码：200030
电　　话：021-64071208
印　　制：广东虎彩云印刷有限公司
经　　销：全国新华书店
开　　本：710mm×1000mm　1/16
印　　张：12.25
字　　数：213千字
插　　页：2
版　　次：2024年5月第1版
印　　次：2024年5月第1次印刷
书　　号：ISBN 978-7-313-30741-5
定　　价：198.00元

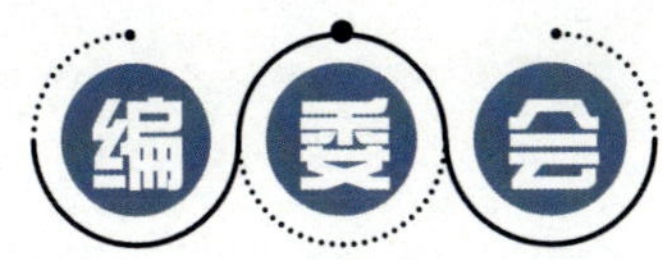

主　编

王　娟　杨　丹　刘　琰　李延可

副主编

吴金泽　朱晓宇　王玉美　付　斌

编　委（按姓氏笔画排序）

王　娟（山东第一医科大学第二附属医院）

王玉美（山东省邹平市长山中心卫生院）

付　斌（山东省威海市文登区文登营镇卫生院）

朱晓宇（山东省聊城市人民医院）

刘　琰（山东省鄄城县人民医院）

李　楠（山东省泗水县人民医院）

李延可（山东省滨州市中心医院）

杨　丹（山东省金乡县人民医院）

吴金泽（中南大学湘雅三医院）

陈　晨（山东省枣庄市妇幼保健院）

前言

FOREWORD

神经系统主要包括中枢神经系统和周围神经系统，是统率和协调全身各系统器官的重要部分，神经系统疾病对人们的生命和社会活动有着不可忽视的影响。神经系统疾病病种繁多，临床表现复杂，治疗难度较大。神经内科是内科学的一个分支，近年来由于科学技术的迅速发展，新的诊疗技术不断涌现，大大促进了神经内科学的发展。这对于神经内科医师提出了更高的要求，其不仅需要现代化的辅助诊断检测技术，还需要全面掌握神经内科的基础知识和临床技能，只有这样才能及时、准确地诊断疾病，给予患者及时合理的治疗。

在神经系统疾病治疗发展的背景下，我们组织了一线从事神经内科医疗及教学、科研的专家学者，在总结临床经验的基础上，参考国内外有关资料，编写了这本《神经内科疾病诊疗思维与实践》。

本书从临床实际出发，参考了众多最新的神经内科疾病诊疗学专著及循证医学研究成果，力求用最简洁的方式介绍神经内科常见疾病的诊断策略和治疗方案，同时向读者展示该领域的最新进展。在内容编排上，首先简要介绍了神经内科疾病常见症状，然后重点讲解运动障碍性疾病、发作性疾病、感染性疾病及脑血管疾病，详细阐述了其病因、发病机制、临床表现、诊断思路、鉴别诊断要点及治疗原则。本书基本反映了神经内科领域中的最新进展，其概念清晰明确，方法新颖实用，表述深入浅出、重点突出，且语言流畅、结构严谨，可供神经内科基层医务工作者、实习医师及在校学生借鉴和参考。

本书在编写过程中，参阅了大量医学相关文献，在此谨向这些书刊的作者致谢，并向关心和支持本书出版的专家和同仁致以诚挚的谢意。由于编者水平有限及编写时间仓促，书中错误或不当之处在所难免，敬请广大读者批评指正，以期再版时修订完善。

《神经内科疾病诊疗思维与实践》编委会

2023 年 8 月

目录
CONTENTS

第一章

神经内科疾病常见症状

第一节 昏　迷

一、诊断思路

昏迷是脑功能衰竭的突出表现，是由各种病因引起的觉醒状态与意识内容以及身体运动均完全丧失的一种极严重的意识障碍，对剧烈的疼痛刺激也不能觉醒。

意识是自己处于觉醒状态，并能认识自己与周围环境。人的意识活动包括“觉醒状态”与“意识内容”两个不同但又相互有关的组成部分。前者是指人脑的一种生理过程，即与睡眠呈周期性交替的清醒状态，属皮质下激活系统的功能；后者是指人的知觉、思维、情绪、记忆、意志活动等心理过程（精神活动），还有通过言语、听觉、视觉、技巧性运动及复杂反应与外界环境保持联系的机敏力，属大脑皮质的功能。意识正常状态即意识清醒，表现为对自身与周围环境有正确理解，对内外环境的刺激有正确反应，对问话的注意力、理解程度以及定向力和计算力都是正常的。意识障碍就是意识由清醒状态向着昏迷转化，是指觉醒水平、知觉、注意、定向、思维、判断、理解、记忆等许多心理活动一时性或持续性的障碍。尽管痴呆、冷漠、遗忘、失语等，都是意识内容减退的表现，但只要在其他行为功能还能做出充分和适当的反应，就应该认为意识还是存在的。

按照生理与心理学基础可将意识障碍分为觉醒障碍和意识内容障碍两大类。

根据检查时刺激的强度和患者的反应，可将觉醒障碍区分为以下 5 级：①嗜睡，主要表现为病理性睡眠过深，患者意识存在，对刺激有反应，瞳孔、角膜、吞咽反射存在，唤醒后可作正确回答，但随即入睡，合作欠佳。②昏睡或朦胧，是一种比嗜睡深而又较昏迷稍浅的意识障碍。昏睡时觉醒水平、意识内容及随意运动均减至最低程度。患者不能自动醒转，在持续强烈刺激下能睁眼、呻吟、躲避，意识未完全丧失，对刺激反应时间持续很短，浅反射存在，可回答简单问题，但常不正确。③浅昏迷，仅对剧痛刺激（如压迫眶上神经）稍有防御性反应，呼之偶应，但不能回答问题，深浅反射存在（如吞咽、咳嗽、角膜和瞳孔光反射）。呼吸、血压、脉搏一般无明显改变。④中度昏迷，对强烈刺激可有反应，浅反射消失，深反射减退或亢进，瞳孔光反射迟钝，眼球无转动，呼吸、血压、脉搏已有明显改变，常有尿失禁。⑤深昏迷，对一切刺激均无反应，瞳孔光反射迟钝或消失，四肢张力消失或极度增高，并有尿潴留，呼吸不规则，血压下降。

意识内容障碍有以下 3 种：①意识混浊，包括觉醒与认识两方面的障碍，为早期觉醒功能低下，并有认识障碍、心烦意乱、思考力下降、记忆力减退等。表现为注意力涣散，感觉迟钝，对刺激的反应不及时，不确切，定向不全。②精神错乱，患者对周围环境的接触程度障碍，认识自己的能力减退，思维、记忆、理解与判断力均减退，言语不连贯并错乱，定向力亦减退。常有胡言乱语、兴奋躁动。③谵妄状态，表现为意识内容清晰度降低，伴有睡眠-觉醒周期紊乱和精神运动性行为。除了上述精神错乱以外，尚有明显的幻觉、错觉和妄想。幻觉以视幻觉最为常见，其次为听幻觉。幻觉的内容极为鲜明、生动和逼真，常具有恐怖性质。因而，患者表情恐惧，发生躲避、逃跑或攻击行为，以及运动兴奋等。患者言语可以增多，不连贯，或不易理解，有时则大喊大叫。谵妄或精神错乱状态多在晚间加重，也可具有波动性，发作时意识障碍明显，间歇期可完全清楚，但通常随病情变化而变化，持续时间可数小时、数天甚至数周不等。

（一）病史和检查

任何原因所致的弥漫性大脑皮质和/或脑干网状结构的损害或功能抑制均可造成意识障碍和昏迷。因此，对昏迷的诊断需要详询病史、细致而全面的体检以及必要的辅助检查。

病史应着重了解：①发生昏迷的时间、诱因、起病缓急、方式及其演变过程。如突然发生、进行性加剧、持续性昏迷者，常见于急性出血性脑血管病、急性感染中毒、严重颅脑损伤等；缓慢起病、逐渐加重多为颅内占位性病变、代谢性脑病等。②昏迷的伴随症状以及相互间的关系。如首先症状为剧烈头痛者要考虑蛛网膜下腔出血、脑出血、脑膜炎；高热、抽搐起病者结合季节考虑乙型脑炎、流行性脑脊髓膜炎；以精神症状开始应考虑脑炎、额叶肿瘤等；老年患者以眩晕起病要考虑小脑出血或椎-基底动脉系的缺血。③昏迷发生前有无服用药物、毒物或外伤史，既往有无类似发作，如有则应了解此次与既往发作的异同。④既往有无癫痫、精神疾病、长期头痛、视力障碍、肢体运动受限、高血压和严重的肝、肾、肺、心脏疾病以及内分泌代谢疾病等。

体格检查时，应特别注意发现特异性的体征，如呼吸气味（肝臭、尿臭、烂苹果、乙醇、大蒜等）、头面部伤痕、皮肤瘀斑、出血点、蜘蛛痣、黄疸、五官流血、颈部抵抗、心脏杂音、心律失常、肺部哮鸣音、水泡音、肝脾大、腹水征等，以及生命体征的变化。全面的神经系统检查应偏重于神经定位体征和脑干功能的观察：①神经定位体征。肢体瘫痪如为单肢瘫或偏瘫则为大脑半球病变；如为一侧颅神经麻痹（如面瘫）伴对侧偏瘫即交叉性瘫则为脑干病变。双眼球向上或向下凝视，为中脑病变；眼球一上一下，多为小脑病变；双眼球向偏瘫侧凝视，为脑干病变，向偏瘫对侧凝视，为大脑病变；双眼球浮动提示脑干功能尚存，而呈钟摆样活动，提示脑干已有病变（如脑桥出血），双眼球固定则示脑干功能广泛受累；水平性或旋转性眼球震颤见于小脑或脑干病变，而垂直性眼球震颤见于脑干病变。②脑干功能观察。主要观察某些重要的脑干反射以及呼吸障碍类型，以判断昏迷的程度，也有助于病因诊断。双侧瞳孔散大，光反射消失，提示已累及中脑，也见于严重缺氧及颠茄、阿托品、氰化物中毒；一侧瞳孔散大，光反射消失，提示同侧中脑病变或颞叶钩回疝；双侧瞳孔缩小见于安眠药、有机磷、吗啡等中毒以及尿毒症，也见于脑桥、脑室出血。垂直性头眼反射（头后仰时两眼球向下移动，头前屈时两眼球向上移动）消失提示已累及中脑；睫毛反射、角膜反射、水平性头眼反射（眼球偏向头转动方向的对侧）消失，提示已累及脑桥。吞咽反射、咳嗽反射消失，提示已累及延髓。呼吸障碍如潮式呼吸提示累及大脑深部及脑干上部，也见于严重心力衰竭；过度呼吸提示已累及脑桥，也见于代谢性酸中毒、低氧血症和呼吸性碱中毒；叹息样抑制性呼吸提示已累及延髓，也见于大剂量安眠药中毒。③其他重要体征包括眼底检查、脑膜刺激征等。实验室检查与特殊检查应根据需要选择进行，但除三大常规外，对于昏迷患者，血液电解质、尿素氮、CO_2CP、血糖等应列为常规检查；对病情不允许者必须先就地抢救，视病情许可后再进行检查。脑电图、头 CT 和 MRI 以及脑脊液检查对昏迷的病因鉴别有重要意义。

（二）判断是否为昏迷

临床上可见到特殊类型的意识障碍，呈现意识内容活动丧失而觉醒能力尚存。患者表现为双目睁开，眼睑开闭自如，眼球无目的地活动，似乎给人一种意识清醒的感觉；但其知觉、思维、情感、记忆、意识及语言等活动均完全丧失，对自身及外界环境不能理解，对外界刺激毫无反应，不能说话，不能执行各种动作命令，肢体无自主运动，称为睁眼昏迷或醒状昏迷。常见于以下3种情况。

1.去大脑皮质状态

由于大脑双侧皮质发生弥漫性的严重损害所致。特点是皮质与脑干的功能出现分离现象：大脑皮质功能丧失，对外界刺激无任何意识反应，不言不语；而脑干各部分的功能正常，患者眼睑开闭自如，常睁眼凝视（即醒状昏迷），痛觉灵敏（对疼痛刺激有痛苦表情及逃避反应），角膜与瞳孔对光反射均正常。四肢肌张力增高，双上肢常屈曲，双下肢伸直（去皮质强直），大小便失禁，还可出现吸吮反射及强握反射，甚至伴有手足徐动、震颤、舞蹈样运动等不随意运动，双侧病理征阳性。

2.无动性缄默

无动性缄默或称运动不能性缄默，以不语、肢体无自发运动，但却有眼球运动为特征的一种特殊类型意识障碍。可由于丘脑下部-前额叶的多巴胺通路受损，使双侧前额叶得不到多巴胺神经元的兴奋冲动而引起。但临床上以间脑中央部或中脑的不完全损害，使正常的大脑皮质得不到足够的脑干上行网状激活系统兴奋冲动所致者更为常见。有人把前种原因所致者称无动性缄默Ⅰ型，后者称无动性缄默Ⅱ型。主要表现为缄默不语或偶有单语小声稚答语，安静卧床，四肢运动不能，无表情活动，但有时对疼痛性刺激有躲避反应，也有睁眼若视、吞咽等反射活动，有觉醒-睡眠周期存在或过度睡眠现象。

3.持续性植物状态

严重颅脑损伤后患者长期缺乏高级精神活动的状态，能维持基本生命功能，但无任何意识心理活动。

神经精神疾病所致有几种貌似昏迷状态。

（1）精神抑制状态：常见于强烈精神刺激后或癔症性昏睡发作，患者表现出僵卧不语，对刺激常无反应，双眼紧闭，扳开眼睑时有明显抵抗感，并见眼球向上翻动，放开后双眼迅速紧闭，瞳孔大小正常，光反射灵敏，眼脑反射和眼前庭反射正常，无病理反射，脑电图呈现觉醒反应，经适当治疗可迅速复常。癔症性昏睡多数尚有呼吸急促，也有屏气变慢，检查四肢肌张力增高，对被动活动多有抵抗，有时四肢伸直、屈曲或挣扎、乱动。常呈阵发性，多属一过性病程，在暗示治疗后可迅速恢复。

（2）闭锁综合征：由于脑桥腹侧的双侧皮质脊髓束和支配第Ⅴ对脑神经以下的皮质延髓束受损所致。患者除尚有部分眼球运动外，呈现四肢瘫，不能说话和吞咽，表情缺乏，就像全身被闭锁，但可理解语言和动作，能以睁眼、闭眼或眼垂直运动示意，说明意识清醒，脑电图多正常。多见于脑桥腹侧的局限性小梗死或出血，亦可见于颅脑损伤、脱髓鞘疾病、肿瘤及炎症，少数为急性感染后多发性神经变性、多发性硬化等。

(3)木僵：常见于精神分裂症，也可见于癔症和反应性精神病。患者不动、不语、不食，对强烈刺激也无反应，貌似昏迷或无动性缄默，实际上能感知周围事物，并无意识障碍，多伴有蜡样弯曲和违拗症等，部分患者有发绀、流涎、体温过低和尿潴留等自主神经功能失调，脑干反射正常。

(4)发作性睡病：是一种睡眠障碍性疾病。其特点是患者在正常人不易入睡场合下，如行走、骑自行车、工作、进食、驾车等时均能出现难以控制的睡眠，其性质与生理性睡眠无异，持续数分钟至数小时，但可随时唤醒。

(5)昏厥仅为短暂性意识丧失，一般数秒至1分钟即可完全恢复；而昏迷的持续时间更长，一般为数分钟至若干小时以上，且通常无先兆，恢复也慢。

(6)失语：完全性失语的患者，尤其是伴有四肢瘫痪时，对外界的刺激均失去反应能力，如同时伴有嗜睡，更易误诊为昏迷。但失语患者对给予声光及疼痛刺激时，能睁眼，能以表情来示意其仍可理解和领悟，表明其意识内容存在，或可有喃喃发声，欲语不能。

(三)昏迷程度的评定

目前国内外临床多根据格拉斯哥昏迷评分(Glasgow coma scale，GCS)进行昏迷计分(表1-1)。

表1-1　GCS昏迷评分标准

睁眼	语言	运动
自动睁眼4分	正确回答5分	按吩咐动作6分
呼唤睁眼3分	错误回答4分	刺痛能定位5分
刺痛睁眼2分	语无伦次3分	刺痛时躲避4分
不睁眼1分	只能发音2分	刺痛时屈曲3分
	不能言语1分	刺痛时过伸2分
		肢体不动1分

1.轻型

GCS 13～15分，意识障碍20分钟以内。

2.中型

GCS 9～12分，意识障碍20分钟至6小时。

3.重型

GCS 3～8 分，意识障碍至少 6 小时或再次昏迷者。有人将 GCS 3～5 分定为特重型。昏迷的判定以患者不能按吩咐动作，不能说话，不能睁眼为标准。一旦能说话或睁眼视物就是昏迷的结束。除外因醉酒、服大量镇静剂或癫痫发作后所致昏迷。

（四）脑死亡

脑死亡又称不可逆性昏迷，是颅内结构的最严重损伤，一旦发生，即意味着生命的终止。许多国家制定出脑死亡的诊断标准，归纳起来如下：①自主呼吸停止。②深度昏迷，患者的意识完全丧失，对一切刺激全无知觉，也不引起运动反应。③脑干反射消失（眼脑反射、眼前庭反射、光反射、角膜反射和吞咽反射、瞬目和呕吐动作等均消失）。④脑生物电活动消失，脑电图呈电静止，AEP 和各波消失。如有脑生物活动可否定脑死亡诊断，但中毒性等疾病时，脑电图可呈直线而不一定是脑死亡。上述条件经 6～12 小时观察和重复检查仍无变化，即可确立诊断。

二、病因分类

昏迷的病因诊断极其重要，通常必须依据病史、体征和神经系统检查，以及有关辅助检查，经过综合分析，做出病因诊断。

（一）确定是颅内疾病或全身性疾病

1.颅内疾病

位于颅内的原发性病变，在临床上通常先有大脑或脑干受损的定位症状和体征，较早出现意识障碍和精神症状，伴明显的颅内高压症和脑膜刺激征，提示颅内病变的有关辅助检查如头 CT、脑脊液等通常有阳性发现。

2.全身性疾病

全身性疾病又称继发性代谢性脑病。其临床特点：先有颅外器官原发病的症状和体征，以及相应的实验室检查阳性发现，后才出现脑部受损的征象。由于脑部受损为非特异性或仅是弥散性机能障碍，临床上一般无持久和明显的局限性神经体征和脑膜刺激征，主要是多灶性神经机能缺乏的症状和体征，且大都较对称。通常先有精神异常，意识内容减少。一般是注意力减退，记忆和定向障碍，计算和判断力降低，尚有错觉、幻觉，随病程进展，意识障碍加深。脑脊液改变不显著，头 CT 等检查无特殊改变，不能发现定位病灶。常见病因有急性中毒、内分泌与代谢性疾病、感染性疾病、物理性与缺氧性损害等。

(二)根据脑膜刺激征和脑局灶体征进行鉴别

1.脑膜刺激征阳性,脑局灶性体征阴性

(1)突发剧烈头痛:蛛网膜下腔出血(脑动脉瘤、脑动静脉畸形破裂等)。

(2)急性发病:以发热在先,如化脓性脑膜炎、乙型脑炎、其他急性脑炎等。

(3)亚急性或慢性发病:真菌性、结核性、癌性脑膜炎。

2.脑膜刺激征阴性,脑局灶性体征阳性

(1)突然起病者:如脑出血、脑梗死等。

(2)以发热为前驱症状:如脑脓肿、血栓性静脉炎、各种脑炎、急性播散性脑脊髓炎、急性出血性白质脑病等。

(3)与外伤有关:如脑挫伤、硬膜外血肿、硬膜下血肿等。

(4)缓慢起病:颅内压增高、脑肿瘤、慢性硬膜下血肿、脑寄生虫等。

3.脑膜刺激征阴性,脑局灶性体征阴性

(1)有明确中毒原因:如乙醇、麻醉药、安眠药、一氧化碳中毒等。

(2)尿检异常:尿毒症、糖尿病、急性尿卟啉症等。

(3)休克状态:低血糖、心肌梗死、肺梗死、大出血等。

(4)有黄疸:肝性脑病等。

(5)有发绀:肺性脑病等。

(6)有高热:重症感染、中暑、甲状腺危象等。

(7)体温过低:休克、酒精中毒、黏液性水肿昏迷等。

(8)头部外伤:脑挫伤等。

(9)癫痫。

根据辅助检查进一步明确鉴别。

三、急诊处理

(一)昏迷的最初处理

1.保持呼吸道通畅

窒息是昏迷患者致死的常见原因之一。通常引起缺氧窒息的原因有头部位置不当、咽气管分泌物填塞、舌后坠及各种原因引起的呼吸麻痹等。有效方法:①仰头抬颏法。示指和中指托起下颏,使下颏前移,舌根离开咽喉后壁,气道即可通畅。简单易行,效果好。②仰头抬颈法。一手置于额部使头后仰,另一手抬举后颈,打开气道。③对疑有颈部损伤者,仅托下颏,以免损伤颈髓。④如有异物,需迅速清除,或在其背后猛击一下。如仍无效,则采用 Heimlich 动作。⑤放置口-咽通气道。⑥气管插管或气管切开。⑦清除口腔内异物。⑧鼻导管吸氧或呼吸机辅助呼吸。

2.维持循环功能

脑血灌注不足影响脑对糖和氧等能源物质的摄取与利用，加重脑损害。因此，尽早开放静脉，建立输液通路，以利抢救用药和提供维持生命的能量。

3.使用纳洛酮

纳洛酮是吗啡受体拮抗剂，能有效地拮抗β-内啡肽对机体产生的不利影响。应用纳洛酮可使昏迷和呼吸抑制减轻。常用剂量：每次0.4～0.8 mg，静脉注射或肌内注射，无反应可隔5分钟重复用药，直达效果。亦可用大剂量纳洛酮加入5%葡萄糖液缓慢静脉滴注。静脉给药2～3分钟（肌内注射15分钟）起效，持续45～90分钟。

（二）昏迷的基本治疗

1.将患者安置在有抢救设备的重症监护室

原则上应将患者安置在有抢救设备的重症监护室内，以便于严密观察，抢救治疗，加强护理。

2.病因治疗

针对病因采取及时果断措施是抢救成功的关键。

3.对症处理

(1)控制脑水肿、降低颅内压。

(2)维持水、电解质和酸碱平衡。

(3)镇静止痉（抽搐、躁动者）。

4.抗生素治疗

预防感染，及时做痰、尿、血培养及药敏试验。

5.脑保护剂应用

能减少或抑制自由基的过氧化作用，降低脑代谢从而阻止细胞发生不可逆性改变，形成对脑组织起保护作用。

6.脑代谢活化剂应用

临床上主要用促进脑细胞代谢、改善脑功能的药物，即脑代谢活化剂。

7.改善微循环，增加脑灌注

对无出血倾向，由于脑缺氧或缺血性脑血管病引起的昏迷，可用降低血液黏稠度和扩张脑血管的药物，以改善微循环和增加脑灌注，帮助脑功能恢复。

8.高压氧治疗

提高脑组织与脑脊液的氧分压，纠正脑缺氧，减轻脑水肿，降低颅内压，促进意识的恢复。

9.冬眠低温治疗

使自主神经系统及内分泌系统处于保护性抑制状态，防止机体对致病因子的严重反应，以提高机体的耐受力；同时在低温下，新陈代谢降低，减少耗氧量，提高组织对缺氧的耐受性；且可改善微循环，增加组织血液灌注，从而维护内环境的稳定，以利于机体的恢复。

10.防治并发症

积极防治各种并发症。

第二节　抽　　搐

抽搐是指全身或局部骨骼肌的不自主收缩。伴有意识丧失的抽搐则称为惊厥。

一、发生机制

抽搐的发生机制极其复杂，依据引起肌肉异常收缩的电兴奋信号的来源不同，基本上可分为两种情况。

(一)大脑功能障碍性抽搐

这是脑内神经元过度同步化放电的结果，当异常的电兴奋信号传至肌肉时，则引起广泛肌群的强烈收缩而形成抽搐。在正常情况下，脑内对神经元的过度放电及由此形成过度同步化，均有一定控制作用，即构成所谓抽搐阈。许多脑部病变或全身性疾病可通过破坏脑的控制作用，使抽搐阈下降，导致抽搐的发生。

1.神经元的兴奋阈下降(即兴奋性增高)

神经元的膜电位取决于膜内外离子的极性分布(细胞内高钾、细胞外高钠)。颅内外许多疾病，可直接引起膜电位降低(如低钠血症、高钾血症)，使神经元更易去极化产生动作电位(兴奋阈下降)；间接通过影响能量代谢(如缺血、缺氧、低血糖、低血镁、洋地黄中毒)或能量缺乏(高热使葡萄糖、三磷酸腺苷等的过度消耗)，导致膜电位下降；神经元膜的通透性增高(各种脑部感染或颅外感染的毒素直接损伤神经元膜，血钙离子降低使细胞对钠离子通透性增高)，使细胞外钠流入细胞内，使细胞内钾外流，而使膜电位及兴奋阈降低。

2.神经介质的改变

中枢神经系统有多种传递介质，某些神经元的轴突于突触点释放抑制性介质，对神经元的过度放电及同步化起控制作用。当兴奋性神经介质过多，如有机磷中毒时，抑制胆碱酯酶的活性，使兴奋性递质的乙酰胆碱积聚过多，即可发生抽搐。抑制性神经递质过少，如维生素 B_6 缺乏时，由于谷氨酸脱羧酶辅酶的缺乏，使谷氨酸转化成抑制性介质的 γ-氨基丁酸减少；或肝性脑病早期，因脑组织对氨的解毒需要谷氨酸，致使以由谷氨酸生成的 γ-氨基丁酸减少，也可导致抽搐。

3.抑制系统通路受阻

脑内有些神经组成广泛抑制系统，有控制神经元过度放电的作用。脑部病变(如出血、肿瘤、挫伤或各种原因所致局部胶质增生和瘢痕形成)，除了直接损害神经元膜或影响脑血液供应外，也可能阻断抑制系统，使神经元容易过度兴奋。

4.网状结构的促去同步化系统功能降低

脑干神经元放电同步化系统与网状结构的促去同化系统之间的平衡，对控制神经元的过度放电及同步化起相当重要的作用。一旦网状结构的促去同化系统功能降低，脑干神经元放电同步化系统就相对亢进，可使较多的神经元同时放电而发生抽搐。

(二)非大脑功能障碍性抽搐

有些引起肌肉异常收缩的电兴奋信号，不是源于大脑，而是源于下运动神经元，主要是脊髓前角的运动神经元。如破伤风杆菌外毒素选择性作用于中枢神经系统(主要是脊髓、脑干的下运动神经元)的突触，使其肿胀而发生功能障碍。士的宁中毒系引起脊髓前角细胞过度兴奋，发生类似破伤风的抽搐。各种原因(缺钙、维生素 D 缺乏、碱中毒、甲状旁腺功能低下)引起的低钙血症，除了使神经元膜通透性增高外，也常由于下运动神经元的轴突(周围神经)和肌膜对钠离子的通透性增加而兴奋性升高，引起手足搐搦。

二、诊断

抽搐并不是一种疾病，它常常是疾病严重的临床表现，或是某些疾病(如癫痫、低钙血症)的主要征象。在诊断过程中，应综合分析各方面资料，才能明确其发生的原因。

(一)诊断方法

1.病史

不同疾病所致的抽搐，其临床表现不尽相同，详细收集病史非常重要。

(1)抽搐的类型：由于病因的不同，抽搐的形式也可不一样。临床常见有下列几种。①全身性抽搐：最常见为癫痫大发作，典型者先是全身骨骼肌持续性强直收缩，随即转为阵挛性收缩，每次阵挛后都有一短暂间歇；破伤风则是持续性强直性痉挛，伴肌肉剧烈的疼痛。②局限性抽搐：为躯体某一局部的连续性抽动，大多见于口角、眼睑、手、足等，有时自一处开始，按大脑皮质运动区的排列形式逐渐扩展，如以一侧拇指，渐延及腕、臂、肩部，多见于局灶性癫痫；手足搐搦症则呈间歇性双侧强直性肌痉挛，以上肢手部最显著，典型的呈“助产手”；面肌痉挛为局限于一侧面肌的间歇性抽动。

(2)抽搐的伴随症状：临床上可引起抽搐的疾病颇多，临床表现各有特点，发病规律也并非一致，所伴发的不同症状，对诊断具有相当意义。例如，癫痫大发作常伴意识障碍和大小便失禁；破伤风有角弓反张、苦笑面容、牙关紧闭；急性中毒所致抽搐，有一系列中毒症状；大脑病变常有意识障碍、精神症状、颅内高压症等；心血管、肾脏病变、内分泌及代谢紊乱等均有相应的临床征象。

(3)过去史：既往的病史对诊断有重要参考价值，反复发作常提示癫痫，而外伤、感染，以及内脏器官的疾病情况，有助于寻找引起抽搐的原发病。

2.体征

由于导致抽搐的病因众多，常涉及临床各科，因此详细的体格检查十分重要，通常包括内科和神经系统检查。

(1)内科检查：几乎体内各重要内脏器官的疾病均可引起抽搐，在抽搐发作时必须按系统进行检查。例如，心源性抽搐可有心音及脉搏消失，血压下降或测不到，或心律失常；肾性抽搐则存在尿毒症的临床征象；低钙血症的常见体征有Chvostek 征(即面神经征，以指尖或叩诊锤叩击耳颧下方的面神经，同侧上唇及眼睑肌肉迅速收缩)和 Trousseau 征(即手搐搦征，以血压计袖带包扎上臂，加压使桡动脉搏动暂停2～3 分钟后出现手搐搦征)阳性。

(2)神经系统检查：神经系统许多不同性质的病变均可引起抽搐，通过仔细的神经系统检查，有助于判断引起抽搐的病变部位。当存在局灶体征，如偏瘫、偏盲、失语等时，对脑损害的定位更有价值。精神状态的检查，对功能性抽搐的确定有参考作用。

3.实验室检查

根据病史、体格检查所提供的线索，来选择实验室检查项目。

(1)内科方面：当临床上提示抽搐是全身性疾病引发的，应根据提供的线索，选择相应的检查。除了血尿常规外，还有心电图、血液生化(血糖、肝肾功能、电解质等)、血气分析、内分泌检查及毒物分析等。

(2)神经系统方面：一旦怀疑神经系统病变，根据临床提示的病变部位及性质，进行相应的辅助检查，如脑电图、头颅X线片、CT或磁共振成像、脑脊液、肌电图、神经传导速度等，对神经系统损害的部位、性质及可能的原因具有较大的参考价值。

在临床上，面对一个抽搐发作的患者，必须将病史、体格检查及必要的辅助检查资料进行综合分析。首先要鉴别抽搐是大脑功能障碍抑或非大脑功能障碍所致；其次若确定为大脑功能障碍引起的抽搐，则应分清是原发于脑内的疾病，或是继发于颅外的全身性疾病，对前者必须判断抽搐发作是器质性还是功能性(癔症性抽搐)；最后才能进一步寻找分析引起抽搐的可能病因。

(二)鉴别诊断

临床常见的抽搐常由不同疾病所致，其临床表现不尽相同，因而认识常见疾病的抽搐特点，有助于鉴别诊断。

1.癫痫

原发性癫痫在儿童期起病，多为全身性发作，脑电图有相应的改变，从病史、体检及辅助检查中均未发现病因。继发性癫痫常见的病因有颅内感染、颅脑外伤、急性脑血管病等，抽搐仅仅是其临床表现之一；同时具有脑部局灶或弥散损害的证据，如头痛、呕吐、精神异常、偏瘫、失语、昏迷，大多数抽搐发作同病变的严重程度平行。随着脑部病变的加剧抽搐可增多，甚至发展为癫痫持续状态，脑电图、脑脊液及神经影像学检查有明显的异常发现。

2.手足搐搦症

手足搐搦症表现为间歇性双侧强直性肌痉挛，上肢重于下肢，尤其是在手部肌肉，最典型的呈“助产士手”，即指间关节伸直，拇指对掌内收，掌指关节和腕部屈曲；常有肘伸直和外旋。下肢受累时，呈现足趾和踝部屈曲，膝伸直。严重时可有口和眼轮匝肌的痉挛。发作时意识清楚，Chvostek征和Trousseau征阳性。

3.全身型破伤风

全身型破伤风呈间歇性骨骼肌强直性痉挛，在抽搐间隙，肌肉也难以放松，外界轻微刺激即可诱发，每次历时数秒，伴有剧烈疼痛，常造成角弓反张和苦笑面容,但意识清楚,脑电图无痫性放电,病前有外伤史。

4.晕厥

晕厥是一种暂时性脑缺血,原因很多,一般以血管运动失调性为多见,发作时有头晕、眼花、恶心、呕吐、出汗、面色苍白、脉率加快,血压短暂下降,平卧后即改善,意识可清醒或短暂丧失,无抽搐。

5.热性惊厥

发病多在6个月至6岁,以1~2岁为多见。最常见于上呼吸道感染、扁桃腺炎,少数见于消化道感染或出疹性疾病,约一半患儿有同样发作的家族史,提示与遗传因素有关。惊厥的发生多在体温迅速上升达39℃以上(多在24小时内),发作形式为全身性强直、阵挛性发作,持续时间在30秒以内,一般不超过10分钟,脑电图常有节律变慢或枕区高幅慢波,在退热后1周内消失。多为单次发作,也可能数次同样发作,及时降温可以预防。但若无脑损害征象,并不导致癫痫。

6.中毒性抽搐

最常见于急性中毒。其发生抽搐的主要机制如下。

(1)直接作用于脑或脊髓、使神经元的兴奋性增高而发生抽搐,大多是药物的过量,如贝美格、戊四氮、二甲弗林、咖啡因、肾上腺素、肾上腺皮质激素等。

(2)中毒后缺氧或毒物作用,引起脑代谢及血液循环障碍,形成脑水肿,见于各种重金属、有机化合物、某些药物和食物的急性重度中毒,临床多呈全身性肌强直阵挛性发作,少数也可呈局限性抽搐,有的可发展为癫痫持续状态。中毒所导致的抽搐常合并其他中毒症状,如一氧化碳中毒的面色潮红,口唇樱桃红色,多汗、心率快、呼吸促、血压下降等;有机磷中毒的呼吸及呕吐物呈蒜味,尚有毒蕈碱样及烟碱样症状;铅中毒先有神经衰弱症状群、牙龈铅线、腹痛、贫血等;各种严重中毒,抽搐同时有昏迷及颅内高压症等表现。

7.阿-斯综合征

阿-斯综合征是指各种原因引起心排血量锐减或心脏停搏,使脑供血短期内急剧下降所致的突然意识丧失及抽搐。常见于严重心律失常、心排血受阻的心脏病或某些先天性心脏病、心肌缺血、颈动脉窦过敏、直立性低血压等。其抽搐时间更短,一般仅数秒,最多数十秒,先有强直,躯体后仰,双手握拳,随即双上肢至面部阵挛性痉挛,伴有意识丧失、瞳孔散大、流涎,偶有大小便失禁。发作时心音及脉搏消失,血压明显下降或测不到。脑电图在抽搐时呈电位低平,其后为慢波，随意识恢复后逐渐正常。

8.代谢、内分泌异常所致的抽搐

一些代谢、内分泌疾病，除了代谢、内分泌异常的临床表现外，还常因能量供应障碍、水电解质和酸碱平衡紊乱等，干扰了神经细胞膜的稳定性而出现抽搐。

(1)低钙血症常可引起手足搐搦症，严重时可使神经元细胞膜通透性增高，导致膜电位下降，而出现癫痫样发作。

(2)低钠血症、低镁血症、碱中毒也可影响神经元膜的通透性，改变膜内外离子分布，引起抽搐发作。

(3)低血糖常表现为心慌、无力、饥饿感、出冷汗、脉速，甚至昏迷，当血糖降低至 2.8 mmol/L 以下，即可发生抽搐；常见于糖尿病患者使用降糖药物期间未按时进餐，也可见于胰岛 β 细胞病变(腺瘤、腺癌或增生)、产生类胰岛素物质的胰外肿瘤、垂体前叶或肾上腺皮质功能减退或胰岛素过量等。

(4)在高渗性非酮症性糖尿病昏迷，常先有多饮、多尿，之后逐渐出现意识蒙眬、幻觉、定向障碍等，即进入谵妄状态，可伴有抽搐发作。

(5)尿毒症的毒素可能损害细胞膜通透性，阻滞钠离子自细胞内向外释放，使细胞内高钠；同时电解质和酸碱平衡失调也可促使脑病发生，出现尿毒症性抽搐。

(6)甲状腺功能减退(黏液性水肿)、甲状旁腺功能过低、肾上腺危象、子痫、急性卟啉病、肝衰竭等，均可在疾病严重时伴发抽搐。

9.癔症性抽搐

大多在精神刺激下发作，表现为突然倒下，全身僵直、双目紧闭(检查者拨开其眼睑时有违拗现象，可见眼球转动、瞳孔无改变)，双手握拳或不规则的手足舞动，常伴有面色潮红、捶胸顿足、哭笑叫骂等情感反应，发作持续数分钟至数小时，有人围观时持续时间更长。肌收缩不符合强直与阵挛的规律，发作时无意识丧失(事后对发作过程可回忆)，无舌咬伤、尿失禁及摔伤，暗示或强刺激可以中断其发作。

10.严重呼吸屏息发作

好发在婴幼儿，常在情绪影响下，剧哭后突然呼吸屏息，继而出现青紫、肢体抽动、角弓反张，脑电图正常。

第三节 瘫 痪

一、诊断思路

(一)病史

除详细询问现病史外，尚须收集生育史、生活史及职业等。尤其要注意起病的形式，有无先兆与诱因，伴随症状，以及瘫痪的部位和进展过程等。如血管性及急性炎症性病变，大多数为急骤发病，在短时间内达高峰；而占位性或压迫性、退行性病变，则呈缓慢出现，进行性加重。伴有肌痛者见于肌炎、重症肌无力呈晨轻暮重现象。全身性疾病如高血压、动脉粥样硬化、心脏病、糖尿病、内分泌病、血液病、风湿性疾病等，对神经系统疾病，尤其是脑血管病尤其重要。过去史尤其是治疗史应询问清楚，如长期用激素所致的肌病，鞘内注射的脊髓蛛网膜炎，放射治疗后的脑脊髓病等。出生时产伤史、窒息史、黄疸史等对大脑性瘫痪有重要意义。

(二)体检

1.一般体检

应注意观察一些具有特征性的异常体征，如疱疹病毒性脑炎的单纯或带状疱疹；面部的血管瘤或血管痣；脑囊虫病有皮下结节，神经纤维瘤的咖啡斑或皮下结节；平底颅、颈椎融合畸形的短颈；脊柱裂的臀部皮肤呈涡状凹陷或覆有毛发，或囊性膨出。

2.神经系统检查

应注意意识和精神状态的改变。颅脑神经受损的征象，运动、感觉、反射系统及自主功能的变化，必须反复对比观察，才能发现轻度异常。临床上，准确判断瘫痪的程度，将肌力评定分为6级。①0级：无肌肉收缩。②Ⅰ级：能触及或见到肌肉收缩，但无关节运动。③Ⅱ级：肢体能在床面移动，但不能克服重力，做抬举动作。④Ⅲ级：肢体可克服重力，做抬举动作，但不能克服抵抗力。⑤Ⅳ级：肢体能抗一般阻力，但较正常为差。⑥Ⅴ级：正常肌力。

有时为了判明肢体有无瘫痪而做肢体轻瘫试验。上肢：双上肢向前平举，瘫肢旋前，缓慢下落，低于健侧。下肢：患者仰卧，双侧髋、膝关节屈曲并抬起小腿，瘫侧小腿缓慢下落，低于健侧；俯卧时，双小腿抬举约45°角并保持该姿势，瘫侧小腿缓慢下落，低于健侧。在轻微的运动麻痹中，尤其是上运动神经元损害所致者，应仔细观察面部肌力减弱的一侧眼裂变大，鼻唇沟变浅，闭目缓慢和不紧，睫毛征（用力闭眼，短时间后，瘫侧睫毛慢慢显露出来）。

（三）辅助检查

各种辅助检查有助于病变的部位性质和病因的判断，应依据临床的不同情况选择相应的特异方法。如CT、MRI检查对中枢神经系统的病变具有极高的诊断价值；脑脊液的常规、生化及细胞学检查，对出血性、炎症性疾病，有较大价值，对寄生虫病、肿瘤等的判断也有帮助；肌电图主要用于肌病、神经-肌肉传递障碍、周围神经病、运动神经元病等；肌肉活检、组织化学分析，则对肌病有特殊意义。

二、病因分类

从发出随意运动冲动的大脑皮质运动区到骨骼肌的整个运动神经传导通路上，任何部位的病变都可导致瘫痪。根据瘫痪的程度，分为完全性瘫痪和不完全性瘫痪，前者为肌力完全丧失，又称全瘫；后者则呈某种程度的肌力减弱。根据肢体瘫痪的表达式，可分为偏瘫——呈一侧上下的瘫痪；交叉性瘫痪——因一侧颅神经周围性损害，对侧偏瘫；四肢瘫——双侧上下肢的瘫痪，或称双侧偏瘫；截瘫——双下肢的瘫痪；单瘫——为一个肢体或肢体的某一部分瘫痪。按瘫痪肌张力的高低，分为弛缓性瘫痪和痉挛性瘫痪，前者呈肌张力明显低下，被动运动时阻力小，腱反射减弱或消失；后者为肌张力显著增高，被动运动时阻力大，并有僵硬感，腱反射亢进。

依据瘫痪的病变部位和性质，可分为以下两大类。

（一）神经源性瘫痪

神经源性瘫痪是由于运动神经传导通路受损所致。其中，上运动神经元损害出现的瘫痪，称为上运动神经元瘫痪或中枢性瘫痪；下运动神经元损害出现的瘫痪，称为下运动神经元瘫痪或周围性瘫痪。

（二）非神经源性瘫痪

非神经源性瘫痪包括神经-肌肉接头处及骨骼肌本身的病变两方面，前者名为神经-肌肉接头处瘫痪或神经-肌肉传递障碍性瘫痪；后者名为肌肉源性瘫痪。

1.神经-肌肉接头处瘫痪

主要是突触间传递功能障碍，典型疾病为重症肌无力。其特征为：①骨骼肌易于疲劳,不按神经分布范围。②肌肉无萎缩或疼痛。③休息后或给予药物(抗胆碱酯酶药)有一定程度的恢复。④症状可缓解,复发。⑤血清中有抗乙酰胆碱受体抗体。⑥肌电图呈现肌疲劳现象,即在一定时间的强力收缩后,逐渐出现振幅降低现象。

2.肌肉源性瘫痪

由肌肉本身损害所致,常见有进行性肌营养不良和多发性肌炎,特征为:①肌无力或强直。②肌肉萎缩或有可能假性肥大。③肌肉可有疼痛。④无力、萎缩、疼痛均不按神经分布范围,多以近端损害较严重,常呈对称性。⑤肌张力和腱反射较正常降低,不伴感觉障碍。⑥血清肌酸磷酸酶、天冬氨基转移酶、乳酸脱氢酶、醛缩酶等在疾病进展期明显增高。⑦肌电图呈低电位、多相运动单位。⑧肌肉活检有肌纤维横纹的溶解、肌浆中空泡形成,间质中大量脂肪沉积等。

三、临床特征与急诊处理

(一)上运动神经元瘫痪的定位诊断

1.皮质型

大脑皮质运动区的范围较广,故病变仅损及其中的一部分,引起对侧中枢性单瘫。由于人体在运动区的功能位置是以倒置形状排列,病变在运动区的上部引起对侧下肢瘫痪,病变在下部则引起对侧上肢及面部瘫痪。若病变为刺激性时则出现局限性癫痫,像从大拇指、示指、口角或踇趾之一开始的单肢痉挛发作。如癫痫的兴奋波逐渐扩散,可由某一肢体的局限性癫痫发展为半身或全身性癫痫发作,称杰克逊癫痫。

2.皮质下型(放射冠)

通过放射冠的锥体束纤维向内囊聚集,病损时则出现对侧不完全性偏瘫;如果丘脑皮质束受损害,可伴有对侧半身感觉障碍;若视放射损害,可伴有对侧同向性偏盲。

3.内囊型

内囊区域狭窄,锥体束、丘脑皮质束和视放射的纤维聚集紧凑,病损时出现对侧完全性偏瘫,如同时损害内囊后肢后部的丘脑皮质束及视放射时,可伴有对侧半身感觉障碍和对侧同向性偏盲,称为三偏综合征。

4.脑干型

一侧脑干病变,由于损害同侧颅脑神经核及尚未交叉的皮质脑干束和皮质脊髓束，引起病灶同侧周围性颅神经瘫痪和对侧中枢性瘫痪，称为交叉性瘫痪，是脑干病变的一个特征。

(1)延髓损害：一侧延髓损害主要是引起病灶同侧的舌咽、迷走、副、舌下神经及部分三叉神经受损的征象，对侧肢体的中枢性偏瘫和感觉障碍。

(2)脑桥损害：一侧脑桥下部腹侧损害时，可产生病灶侧面神经、展神经瘫痪及对侧中枢性偏瘫和感觉障碍，称为 Millard-Gubler 综合征。

(3)中脑损害：一侧中脑的大脑脚损害时，可产生病灶侧动眼神经瘫痪，对侧面部、舌及上、下肢中枢性瘫痪和感觉障碍，称为 Weber 综合征。

5.脊髓型

当脊髓半侧病损时，则出现脊髓半切综合征，即病变以下深感觉障碍及中枢性瘫痪，对侧痛觉、温觉障碍；若脊髓横贯性病损时，则出现病变以下感觉障碍、瘫痪(中枢性或周围性)及括约肌功能障碍。

(二)下运动神经元瘫痪的定位诊断

下运动神经元瘫痪的特点是腱反射减弱或消失、肌张力减低及肌萎缩等。各个部位病变的特点如下。

1.前角损害

该部位病变出现节段性、弛缓性瘫痪，肌张力低、肌萎缩、腱反射减弱或消失，可有肌纤维震颤，无感觉障碍。前角细胞对肌肉的支配呈节段性分布，即一定节段的前角细胞有其支配的肌群。前角大部分细胞聚合成分界清楚的细胞群，每群各支配某些功能相关的肌肉，故前角病变产生的弛缓性瘫痪呈节段性。

2.前根损害

前根损害与前角损害相似，但常与后根同时受损害出现根性疼痛和感觉障碍。当前根受刺激时，常出现纤维束性震颤。

3.神经丛损害

神经丛由多条神经干组成，损害时具有多条神经干受损的征象，表现为多组肌群有弛缓性瘫痪、多片(常融合为大片以至一个肢体)感觉障碍及自主神经障碍。

4.周围神经损害

大多数周围神经为混合神经，病变时出现弛缓性瘫痪、疼痛、感觉障碍以及自主神经功能障碍，与周围神经的支配区是一致的。多数周围神经末梢受损时，出现对称性四肢远端肌无力、肌肉萎缩，伴有末梢型感觉障碍。

(三)处理原则

1.病因治疗

既要针对病变的不同性质(如血管性、炎性、占位性、退行性变)采取针对性强的相应的措施,更要依据病因进行有效的处理,如细菌、病毒、寄生虫等抗病原的药物治疗,以及血管疾病的改善循环、代谢等治疗。

2.防治并发症

瘫痪加上常伴有感觉和自主神经(大小便)障碍,容易有并发症。因此,加强护理,防治并发症是极其重要的,包括预防压疮、防治肺炎、泌尿系统感染等。

3.对症支持治疗

加强对症支持治疗,维持水、电解质平衡,应用抗生素防治感染,给予大剂量维生素及细胞代谢活化剂如辅酶 A(CoA)、ATP 等。

4.加强瘫痪肢体的功能锻炼

早期注意保持瘫痪肢全位于功能位,适当进行被动活动;恢复期更应强调主动和被动的功能锻炼,配合针灸、理疗等,以防止关节僵硬、肢体挛缩,促进功能早日恢复。

第四节　肌肉萎缩

肌肉萎缩是由于肌肉营养不良导致骨骼肌体积的缩小,肌纤维变细或数目减少,是许多神经-肌肉疾病的重要症状和体征。两侧肢体相同部位周长相差 1 cm以上,在排除皮肤和皮下脂肪影响后,可怀疑肌肉萎缩。

一、临床分类及特点

目前肌肉萎缩尚无统一分类,结合病因分类如下。

(一)神经源性肌萎缩

神经源性肌萎缩主要由脊髓和下运动神经元病变引起。前角细胞及脑干运动神经核损害时肌萎缩呈节段性分布,以肢体远端多见,可对称或不对称,伴肌力减低、腱反射减弱和肌束颤动,不伴感觉障碍,肌力和腱反射程度与损害程度有关。延髓运动核病变则可引起延髓麻痹、舌肌萎缩与束颤。肌电图见肌纤维震颤位或高波幅运动单位电位。活检见肌肉萎缩变薄。镜下呈束性萎缩改变。神经根、神经丛、神经干及周围神经病变时，肌萎缩常伴有支配区腱反射消失、感觉障碍，肌电图和神经传导速度出现相应的改变。

(二)肌源性肌萎缩

萎缩不按神经分布，常为近端型骨盆带及肩胛带对称性肌萎缩，少数为远端型。伴肌力减退，无肌纤维震颤和感觉障碍。血清肌酸磷酸激酶、乳酸脱氢酶、天冬氨酸氨基转移酶、磷酸葡萄糖变位酶、醛缩酶等均不同程度升高，肌醛磷酸激酶最为敏感。肌电图特征性改变为出现短时限多相电位。

(三)失用性肌萎缩

上运动神经元病变系由肌肉长期不运动引起，且多为可逆性。其特点为远端明显，上肢突出。全身消耗性疾病如甲状腺功能亢进、恶性肿瘤、自身免疫性疾病等。

(四)其他原因肌萎缩

如恶病质性肌萎缩、交感性肌营养不良等。

二、肌肉萎缩的定位诊断

(一)周围神经病变

周围神经病变时，该神经支配的肌肉出现肌萎缩，但无肌纤维颤动，早期腱反射可以亢进。若肌萎缩历时较久后，肌腱反射可减低或消失。在肌肉萎缩的相应分布区可伴有感觉障碍及其他营养障碍等。见于多发性肌炎、中毒、外伤、肿瘤压迫等病变。

(二)脊髓病变

其特点主要有以下几点。

(1)常在肢体远端产生肌萎缩，近端较轻，可呈对称性或非对称性分布。

(2)有肌纤维颤动，当脊髓前角有病变时可见肌纤维颤动。

(3)肌固有反射与腱反射，脊髓病变时，肌固有反射亢进，肌萎缩严重时则减低或消失。腱反射的改变，主要根据锥体束损害的情况而定，如果以下运动神经元损害为主时，则腱反射减低或消失。脊髓病变可见于急性脊髓前角灰质炎、外伤或脊髓软化等。

(三)脑部病变引起的肌萎缩

一般伴反射亢进或病理反射。可见于脑血管病引起的偏瘫，经长时间偏瘫可出现失用性肌萎缩，顶叶病变时其所支配的部位出现肌萎缩，多呈半身性。见于脑血管病变、肿瘤等。

(四)肌肉本身病变

肌源性肌萎缩一般多分布在四肢近端，肌病引起的肌萎缩无肌纤维颤动，肌固有反射减低或消失，与肌萎缩的程度平行。可见于肌营养不良症、多发性肌炎等。

三、临床意义

(一)急性脊髓前角灰质炎

儿童患病率高，一侧上肢或下肢受累多见。起病时有发热，肌肉瘫痪为阶段性，无感觉障碍，脑脊液蛋白质及细胞均增多。出现肌肉萎缩较快，由于患病者以儿童多见，多伴有骨骼肌发育异常。一般发病后几小时至几日可出现受累肌肉的瘫痪，几日至几周出现肌肉萎缩，萎缩肌肉远端较明显。

(二)肌营养不良症

肌营养不良症是一组由遗传因素所致的肌肉变性疾病。表现为不同程度分布和进行性的骨骼肌无力和萎缩。

1.Duchenne 型

最主要特点为好发于男性，婴幼儿起病，3～6 岁症状明显，逐渐加重，表现为躯干四肢近端无力、跑步、上楼困难、行走鸭步步态，有肌肉萎缩和假性肥大、肌力低下，早期肌肉萎缩明显，假性肥大不明显，数年后才出现假性肥大，以腓肠肌明显，骨盆带肌、椎旁肌和腹肌无力、萎缩明显，行走时骨盆不能固定，双侧摇摆，脊柱前凸，形似鸭步。自仰卧位立起时，必须先转向俯卧位，然后双手支撑着足背依次向上攀扶，才能立起，称 Gowers 征现象。病情逐渐发展上肢肌无力和萎缩，使举臂无力。前锯肌和斜方肌无力和萎缩不能固定肩胛内缘，使两肩胛骨竖起呈翼状肩胛。多数患者腓肠肌有假性肥大，假性肥大也可见于臀肌、股四头肌、冈下肌、三角肌等。假性肥大使肌肉体积肥大而肌力减退，随着病情的发展，病情更加严重，多数在 15～20 岁不能行走，肢体挛缩畸形，呼吸肌受累时出现呼吸困难，脑神经支配的肌肉一般不受影响，部分患者可累及心肌。常因呼吸衰竭、肺炎、心肌损害而死亡。

2.Becker 型

多在 5～25 岁发病，早期开始出现骨盆带肌和下肢肌的无力和萎缩，走路缓慢，跑步困难，进展缓慢，逐渐累及肩胛带肌和上肢肌群，使上肢活动无力和肌肉萎缩。常在病后 15～20 年不能行走，肢体挛缩和畸形。也常有腓肠肌的肥大。

3.肢带型

各年龄均可发病，以 10～30 岁多见，早期骨盆带肌或肩胛带肌的无力和萎缩，下肢或上肢的活动障碍，双侧常不对称，进展较慢，常至中年才发展到严重程度，少数患者有假性肥大。

4.面-肩-股型

发病年龄儿童至中年不等，青年期多见，面肌无力与萎缩，患者闭眼无力，吹气困难，明显者表现肌病面容，上睑稍下垂，额纹和鼻唇沟消失，表情运动困难。常有口轮匝肌的假性肥大。肩胛带肌、上肢肌的无力与萎缩，出现上肢活动障碍，严重者呈翼状肩胛。胸大肌的无力与萎缩，使胸前平坦，锁骨和第 1 肋骨显得突出。病情发展非常缓慢，常经过很长的时间影响骨盆带肌和下肢肌，多不引起严重的活动障碍，部分患者呈顿挫型，病情并不发展。偶见腓肠肌和三角肌的假性肥大。

(三)运动神经元病

临床表现为中年后起病，男性多于女性，起病缓慢。主要表现为肌萎缩、肌无力、肌束颤动或锥体束受累的表现，而感觉系统正常。引起肌肉萎缩的疾病，有以下 3 种类型。

1.进行性肌萎缩症

主要病理表现为脊髓前角细胞发生变性，临床上首先出现双手小肌肉萎缩无力，以后累及前臂及肩胛部伴有肌束颤动、肌无力及腱反射减低、锥体束征阴性等下位运动神经元受损的特征。

2.肌萎缩侧索硬化

病变侵及脊髓前角及皮质脊髓束，表现为上、下运动神经元同时受损，出现肌萎缩、肌无力、肌束颤动、腱反射亢进、病理征阳性。

3.进行性延髓性麻痹

发病年龄较晚、病变侵及脑桥与延髓运动神经核。表现为构音不清、饮水发呛、吞咽困难、咀嚼无力、舌肌萎缩伴肌束颤动，唇肌及咽喉肌萎缩，咽反射消失。本病多见于中年后发病，进行性加重，病变限于运动神经元，无感觉障碍等，不难做出诊断。本病应与颈椎病、椎管狭窄、颈髓肿瘤和脊髓空洞症鉴别。

(四)多发性肌炎

该病是一组以骨骼肌弥漫性炎症为特征的疾病，临床主要表现为四肢近端、颈部、咽部的肌肉无力和压痛，随着时间的推移逐渐出现肌肉萎缩，伴有皮肤炎症者称皮肌炎。伴有红斑狼疮、硬皮病、类风湿关节炎等其他免疫性疾病者称多发性肌炎重叠综合征；有的合并恶性肿瘤，如鼻咽癌、支气管肺癌、肝癌、乳腺癌等。主要表现为骨骼肌的疼痛、无力和萎缩。近端受累较重而且较早，如骨盆带肌肉受累，出现起蹲困难，上楼费力；肩胛带受累，两臂上举困难。病变发展可累及全身肌肉，颈部肌肉受累出现抬头费力，咽部肌肉受累出现吞咽困难和构音障碍。少数患者可出现呼吸困难。急性期受累肌肉常有疼痛，晚期常有肌肉萎缩。有的患者可有心律失常和心脏传导阻滞。

（五）低钾性周期性麻痹

20～40 岁男性多见，常在饱餐、激动、剧烈运动后、夜间醒后或清晨起床时等情况下发病。出现四肢和躯干肌的无力或瘫痪，一般不影响脑神经支配的肌肉。开始常表现为腰背部和双下肢的近端无力，再向下肢的远端发展，少数可累及上肢。一般 1～2 小时，少数 1～2 天内达到高峰。检查可见肌张力降低，腱反射减弱或消失，没有感觉障碍，但可有肌肉的疼痛。严重者可有呼吸肌麻痹，或有心律失常，如心动过速、室性期前收缩等。发作初期可有多汗、口干少尿、便秘等。每次发作持续的时间为数小时、数天，长则1 周左右。发作次数，多者几乎每晚发病，少数一生发作一次。常在 20 多岁发病，40 岁以后逐渐减少。一般不引起肌肉萎缩，发作频繁者，在晚期可有肢体力弱，甚至轻度萎缩。

（六）吉兰-巴雷综合征

病前 1～4 周有感染史，急性或亚急性起病，四肢对称性弛缓性瘫痪，脑神经损害，脑脊液蛋白-细胞分离现象。一般 3～4 周后部分患者可逐渐出现不同程度肌肉萎缩。

第五节　步态异常

行走能力是人类一种基本的运动技能，完成行走动作几乎要涉及所有的脊髓节段、全身大部分肌肉及中枢神经系统的许多功能，所以任何这些部位的轻微改变均有可能反映出步态的改变。有些疾病在早期，步态异常可以是唯一表现。任何年龄，步态的变化都可能是神经系统疾病的一种表现。

行走障碍在老年人较常见,也是使其丧失独立生活能力和造成跌倒性损伤的重要原因。临床上,步态和平衡障碍有时难于诊断。它可能涉及多种疾病,特别在老年人,往往是多因素共同造成的。客观地讲,每一个行走困难的患者均有一个可探明的原因。

一、正常行走的解剖生理基础

正常的行走可分解为两个基本动作:①保持平衡,即首先使人体在直立状态下保持平衡。②行走动作,即能启动并维持节律性的步伐。两者为完全不同但相互有联系的两个部分。

(一)平衡的维持

1.直立反射

直立是人类完成行走的第一步,它依赖于全身一系列肌肉的协同收缩,带动躯干、肢体的移动,使人体从坐卧爬方式改为垂直站立。直立反射弧传入部分由前庭、触觉系统器官、本体感觉系统及视觉系统共同组成的。

2.支撑反射

一旦直立的姿势建立后,体内与抗重力相关的肌群立即协同工作,以保持直立身体的平衡,同时纠正体内、外的各种非平衡因素。它还依赖灵活的韧带、肌腱、肌肉以维持下肢足、踝、膝、髋关节的稳定性。

3.调整反射

姿势的调整反射是躯体一组多突触类型的反射,当牵拉、抬举站立者的肢体时,会使人体重心发生轻微的偏移,人体会依据感觉系统所感知的重心移动程度及既往经验,调整其躯干及下肢为主的远隔部位肌肉收缩,从而建立新的平衡。

4.挽救性反射

如果上述调整反射失败,人体会启动挽救反射,带动上、下肢体运动来维持平衡。即平衡被打乱后,人体可向不同方向跨出一步或多步,以改变重心,对应外力。而当人体认为迈步不能时(如面临悬崖),则可使用挥动双臂的方法,此反射是随意的。

5.保护性反射

当挽救性反射也失败,人体不能纠正偏差的重心,从而面临跌倒时,保护性反射被启动,以使双手能拉住某物,阻止或减慢人体的倾倒,或在触地之前用肢体保护颜面、头颅等重要部位免受伤害。

总之,平衡是由前庭、本体感觉及视觉传入经支撑反射弧所产生的反射性肌肉收缩，结合既往的经验而共同维持的。

（二）行走的动作

1.行走的启动

在行走前，必须有起步的信号启动肢体及躯干运动。下列一组动作是启动步伐所必须完成的：①重心移向一侧以使另一侧可迈出。②躯体前移使重心移至前方的一足。许多临床步态异常均影响起步及步伐。

2.节律性迈步

启动后行走的进行即依赖于躯干肌及肢体的协同运动产生交替的步伐，走的动作受肢体、躯干的骨、关节、肌肉力量及中枢神经系统行走中枢的调节。

正常步态分析：步行周期从某足跟触地开始，而以该足跟再次触地结束，其中，一侧肢体约60%时间为支撑时间（与地面接触），40%为移动时间（不与地面接触）。而双腿支撑时间（即同时触地）应少于20%，肌电图连续记录可以发现，在移动时间里，主要是屈肌兴奋及收缩，而在支撑时间里，则是伸肌兴奋及收缩为主。

（三）影响行走的解剖结构

1.周围神经系统

周围神经系统包括体感神经、前庭神经及视觉传入以及广泛分布的运动神经和肌肉，它们构成了行走的最低级结构。

由于双足直立的人类行走方式与四足动物有很大区别，故行走的生理及解剖学研究很难借助动物实验的结果，只能依靠在四足动物基础上结合临床观察及推测而得。

2.脊髓

游离脊髓是所有脊椎动物的行走基本中枢，在横断脊髓后，猫的四肢均可随转轮转动而产生节律性步伐。此结果说明，离断脊髓虽不能保持体位，但在部分哺乳动物却是动作发生器，但随进化程度越高，行走越依赖于上级中枢的调控。在人类，离断的脊髓除产生一些复杂的防御反射外，既不能保持平衡也不能产生其他行为，患者只能通过人造支撑物，结合损伤部位以上的躯干及肢体的提拉牵动瘫痪肢体的移动。四肢瘫痪者不能保持任何形式的平衡也不能行走，所以，人的脊髓在只是行走的基本中枢之一，完成行走必须有上级中枢的参与和调控。

3.脑干

脑干是维持姿势的所有反射的基本中枢，在去大脑强直的动物，伸肌张力普遍升高,可使动物能尽量保持站立体位。而去大脑后,位于脑桥被盖部的直立反射中枢完整保存,当电刺激背侧脑桥被盖区时,可使站立的猫蹲下,然后躺倒。当刺激腹侧脑桥被盖部时,可使躺下的猫站起,并开始行走。脑干结构的排列方式也与损伤后平衡功能障碍的表现形式有关,在猴,脑干侧面的损伤以锥体束损伤为主,主要是四肢远端肌肉瘫痪,不出现平衡障碍,而脑干中央的损伤可累及网状脊髓束、前庭脊髓束及顶盖脊髓束,运动障碍以躯干及近端肢体肌肉受累较明显,合并严重的平衡障碍。而临床上神经系统检查时,对运动障碍的检查主要以肢体远端肌肉为主,近端肌力及躯干运动障碍与平衡紊乱常被忽略。

脑干也是行走动作产生的中枢,包括猴在内的哺乳动物,电刺激丘脑底部、中脑尾部或脑桥网状结构等均可诱导动物产生行走动作。最轻度刺激仅导致对侧后肢的短暂轻微运动,最强的刺激可造成动物奔跑。它们对脊髓运动中枢有控制作用,也参与行走的启动。人体这种也应存在调节区域,只是更加依赖于皮质及皮质下的控制。

4.基底节

双侧电损猴苍白球并不影响行走节律,但明显影响姿势及相关的反射。灵长类多巴胺能神经元与起步及姿势的维持有关,严重帕金森病猴多呈现屈曲姿势,姿势反射消失,僵硬。

5.小脑

小脑是一个平衡有关的结构,但其基本原理还不清。去小脑犬可完整保存直立反射、挽救反射和保护性反射。

6.大脑皮质

在动物实验中证实,皮质在平衡维持中只是起调节作用,在随意性行走过程必须依赖丘脑、纹状体,但皮质并非必不可少的,犬的皮质完整但额叶损伤时,可出现非对称性转圈运动。同样猴 Brodmann 区 8 区单侧性损伤在早期可造成同侧头和眼的歪斜,一段时间后症状可减轻,但兴奋时可出现向同侧的旋转。皮质对于调节脚的较为精细的活动尤为重要,如过较窄的平衡木等。猴的皮质损伤后,许多平衡及姿势性反射均消失,提示皮质对灵长类动物的平衡及姿势性反射较猫及犬等有重要的调控作用。

二、病因及分类

临床上,对步态异常的病因及分类常按其损伤部位及临床表现。近年来,随着对行走的解剖基础及生理基础与病理生理的深入了解,逐渐过渡为按受损伤结构水平分析其病因及分类。

三、诊断方法

(一)病史

起病及病情发展的趋势对诊断有重要帮助。绝大多数老年患者步态异常是逐渐发生的,且进展缓慢,病程多为数月或数年,而几天内急性发生的步态异常多为脑脊髓血管性疾病。一般,患者均因为跌倒才意识到平衡障碍的存在。脑及脊髓疾病变患者除步态异常外,常可有头痛、腰背痛、感觉障碍、肌力减退等神经系统其他表现。尿急、排尿不连续提示脑特别是额叶皮质下病变或脊髓病变。应查清患者对乙醇及其他影响平衡运动的药物的使用情况及既往健康状况,有无肝、肾功能障碍及呼吸系统疾病的病史。对跛行者还应注意有无骨、关节疾病与损伤史。如有步态异常家族史者应考虑遗传性肌病、遗传性共济失调等的可能。视力障碍与眩晕发作病史可提示视觉及前庭病变。

(二)神经系统检查

严格的神经系统检查可帮助定位,由于躯干及肢体近端肌力对行走的影响更大,故应成为神经系统检查的重点。除常规的神经系统检查外,应着重对步态进行分析,必须认真进行下列针对行走异常的检查。

(1)嘱患者从就座的椅子上站立起来。

(2)维持站立姿势。

(3)承受各个方向(向前、向后及向两侧)的推动。

(4)观察起步,有无僵硬、迟疑。

(5)行走的动作,步基的宽度,步幅的长度,双足立地时间长短,抬脚力度,节律,双臂摆动的情况。

(6)转弯。

(7)观察患者在失衡状态下自主性的挽救及保护反射。

通过上述检查可进一步与患者建立良好的沟通,增加对病状的进一步了解,从而提高诊断正确率。

(三)特殊检查

尽早施行 MRI 检查对诊断有较大的帮助,它可以清晰显示脑干及小脑的病变,MRI 检查还可进行屏幕测试以确诊脑积水,对白质异常的表现较为敏感,但应注意,在临床上,T_2 相含水增多的表现是非特异性的,应结合其他的表现来诊断白质疏松症等病变。在许多不明原因的老年性行走异常者，MRI 检查常可发现脑室旁及半卵圆中心的多发性腔隙性梗死。最后可考虑使用诊断试验包括平台位置图、肌电图连续记录，以进行步态分析。

对步态异常的观察需一定的识别能力，有的颇具特征性如帕金森病的慌张步态，脊髓疾病所致痉挛性下肢轻瘫步态、僵硬、环行运动和触地反弹，小脑病变则躯干向两侧晃动、双足控制不良、特别是当患者在较窄的环境中行走时调节不良尤为明显，而临床上往往见到的是这些特征性表现被许多非特征性代偿及防御性反应所掩盖，如步基加宽、步幅变小、双足同时支撑时间（一般少于 20%）延长等。还要注意患者因焦虑和对跌倒的恐惧常使表现变得复杂而多样，应仔细评价。

四、鉴别诊断

（一）“低层次”姿势及步态异常

凡周围神经以及骨、关节、肌肉病变所产生的平衡及步态障碍划归此类较容易诊断。如果此时中枢神经系统保持完整，该类步态异常是较容易被适应而逐渐得到改善，如失明、义肢、本体感觉障碍等所造成的行走障碍。

1.感觉性共济失调步态及平衡障碍

平衡是依靠从视觉系统、前庭系统及本体感觉传入中获得的高质量的信息而维持，当此种信息来源受损，则需要其他系统的代偿，但这种代偿又常不完全，则站立平衡系统不能维持而出现步态不稳。故临床上许多患者的慢性进行性平衡障碍是由于感觉传入系统的疾病所致，当患者已察觉到平衡有障碍时必然会试图调整而呈现谨慎步态。或成为感觉性共济失调，步态不稳，因而常易跌倒。体感性共济失调步态与小脑共济失调步态相比其步基更窄，举足过高，踏地过重（跨阈步态），但迈步节律基本正常，其步行的调节更依赖于视力，可反复跌倒，患者不能在狭窄的空间站立，昂伯氏征阳性。典型表现常出现在脊髓痨或亚急性脊髓联合变性患者，也可见于累及大纤维传入的周围神经病，有可能不出现其他感觉障碍而单独累及步态和平衡功能。部分双侧前庭损伤的患者可不出现眩晕，也仅表现为严重的平衡障碍。此类患者确诊需借助平衡功能的检查。

2.神经-肌肉病变及肌病性步态异常

神经-肌肉病及肌病患者均有不典型的步态异常，周围神经病所致远端肌无力者，常出现抬脚过高以矫正双足下沉，脚跟落地很重，另外这类患者常伴感觉缺失。肌病及肌萎缩导致肢体近端肌无力者，常因不能站起而无法行走，下肢肢带肌无力患者行走时常表现出特殊的骨盆晃动，呈典型的“鸭步”。

(二)“中等层次”步态异常

“中等层次”步态障碍往往导致正常体位、步态及协同行为的变形，即中枢神经系统的正常行走及命令在执行中被歪曲，从而表现为步态异常，如小脑性共济失调者虽保存支持及保护反射，可以行走，但其体姿及动作均不协调。“中等层次”行走异常包括痉挛性、共济失调性、肌张力不全性及舞蹈性步态。早期帕金森病步态属于此类，但进展一段时间后则出现平衡失调及起步困难，则属于“高层次”步态异常。

1.痉挛性步态

痉挛性步态是脊髓损害所表现的特殊步态异常，以躯干及双下肢僵硬，下肢触地反弹，划圈样动作及脚步拖曳为特点，在严重时双侧内收肌过度收缩，肌张力升高，形成剪刀步态，痉挛是上运动神经元损伤表现之一，多数源于脊髓，也可由脑部疾病所致。

多数老年人出现这种步态是由于颈关节强直所致，它常被内科及骨科医师所忽略，直到出现神经系统症状，随年龄增长颈关节囊增生，韧带肥厚，造成椎管狭窄，使脊髓受到压迫，同时也挤压了脊髓血管，出现脊髓供血不足，最常见表现为下肢轻瘫，伴站立不稳及膀胱功能障碍(尿急、尿频)，常可无颈痛及神经根痛，部分可诉说手麻及活动不灵活，典型时可出现下肢痉挛性共济失调步态，还可因跌伤而加重病情。该病诊断除以临床脊髓压迫的表现外，MRI 检查还可发现颈椎增生性改变、椎管狭窄及脊髓早期受压的证据。此病的病程因人而异，多可相对静止，部分可呈进行性加重。

脊髓外伤及脱髓鞘疾病是年轻人痉挛性步态的常见原因，多发性硬化可通过 MRI 及脑脊液检查而诊断。同时应注意排除脑膜及脊髓血管的先天性异常。

少数痉挛性瘫痪可由于脑部损伤所致及大脑性瘫痪(脑瘫)，可波及上肢，并出现失语等症状，成年患者多由于脑血管病及脱髓鞘性疾病，而婴幼儿则与产伤及宫内窒息有关，表现为轻度双侧瘫痪及智能发育迟滞。

2.锥体外系步态

帕金森病是老年常见神经系统疾病，危及 15% 的 65 岁人群。具有特征性的前倾姿势和慌张步态。老年患者有时仅表现僵硬和步态异常，并不出现上肢震颤和动作迟缓，近 1/4 运动迟缓性强直综合征后来被证实为非特发性帕金森病。其诊断包括进行性核上性麻痹、纹状体-黑质变性、皮质-基底节变性等均应考虑到，特别是在患者出现姿势保持困难及对左旋多巴不敏感时更应考虑。

亨廷顿病患者的步态异常主要表现为突发性舞蹈样动作，而肌张力不全及肌肉痉挛患者则表现为肢体僵硬、固定，躯干常呈屈曲(脊柱前凸、侧屈)样，慢性抗精神病药物所致步态异常以迟发性运动障碍为主。而部分患者用地西泮后可因损害平衡支撑反射而致频繁跌倒，此现象在停药后数天才可恢复。

3.小脑性步态

小脑性步态是最具特点的行走异常，以步伐缓慢及蹒跚，步基加宽为主，在狭窄的地面行走时其躯干不稳更明显，不能完成足跟接足尖直线行走，但患者平衡代偿反射均完好，故在日常生活中并不常跌倒。

成年患者的慢性进行性小脑性步态异常诊断较困难，应首先排除小脑脱髓鞘病及后颅窝占位病变的可能，各种遗传性及获得性小脑变性也应考虑，如橄榄-脑桥-小脑萎缩症，均发病较迟。而以躯干共济失调伴小脑蚓部变性者多与慢性酒精中毒有关。副肿瘤性小脑变性及苯妥英钠中毒也可出现小脑性共济失调步态，但后者为急性表现。

4.其他

中毒性及代谢性脑病的运动障碍通常是可以治疗的，近年来发病逐渐增多，有的代谢性脑病患者常表现为不稳定步态，且常向后跌倒，最典型的为尿毒症及肝衰竭，其扑翼样震颤可影响姿势的维持。镇静药物尤其是长效苯二氮䓬类和 neuroleptic 类可影响姿势反射，从而增加跌倒的危险。

个别老年患者表现步态异常是因为颅内占位性疾病、原发性中枢神经系统肿瘤及代谢性疾病，症状呈亚急性进展且伴跌倒史的患者应排除慢性硬膜下血肿。

(三)“高层次”平衡及步态异常

“高层次”的感觉、运动中枢与在不同环境下选择行走及维持平衡的方式有关。在排除骨关节疾病及脊髓、小脑及锥体外系病变后，步态及平衡的异常常与大脑皮质对体位、运动的协调出现差错有关。“高层次”平衡及步态异常的分类依据下列特性：①平衡障碍的代偿性反应及其障碍。②表现突出的失衡或姿势控制能力障碍。③有无起步困难及行走的行为过程有无障碍。④伴随症状。

1.谨慎步态

谨慎步态的特点是正常或中度增宽的步基、步幅变小、行走变慢、转弯困难、双足同时立地的时间延长、双上肢的协同运动减少等，但起步不迟疑、步伐无拖曳、不僵硬、基本保持正常的步伐节奏，如果推动患者，可发现轻度的平衡障碍，难于保持单腿支撑的姿势，由于患者已意识到平衡有障碍，故主观上加倍小心迈步以防跌倒。此方式的行走异常属于非特异性，正常人在特殊环境下也可出现，如在冰上行走等，但主要还是见于老年人，既往曾被称作老年步态综合征，后来发现该步态在许多青年患者也可出现，特别是在疾病早期，包括多发性腔隙性脑梗死、正常颅压脑积水、阿尔茨海默症及许多周围神经病等，在疾病特征性表现还未出现时往往以无特征性谨慎步态为主，如正常颅压脑积水等。

谨慎步态是多因素造成的：①老年人骨、关节系统的灵活性减弱，对肌肉收缩所产生的反应欠灵敏，关节活动幅度减小。②肌收缩强度减弱。③运动系统的调节精确度下降，这可能是由于本体、平衡、视觉等感觉系统传入的轻度异常。④中枢神经系统对上述感觉传入的分析处理有错误。谨慎步态还应与癔症性谨慎步态鉴别，后者缺乏神经系统症状及体征而对跌倒的恐惧非常突出。

2.额叶性共济失调性步态

(1)皮质下平衡障碍：其特点为明显的平衡失调伴姿势调节反射缺失或无效。表现为逐渐发生的似木桩样的倾倒，患者肌力感觉常保持完整，但站立时常向后或病变对侧倾倒，平衡障碍也影响了行走动作的完成，造成行走困难或行走不能，同时不出现任何姿势调节反射及保护反射(尽管肌电图等显示这些反射均存在)。急性发病者的症状在起病后几天至几周内可更明显。常见的伴随症状为眼肌麻痹(垂直凝视麻痹、瞳孔改变)、构音障碍及锥体外系表现。多见于进行性核上性麻痹及多发性腔隙性脑梗死累及丘脑腹侧核时。另外，一侧壳核、苍白球和中脑损害后也偶然发生皮质下平衡障碍。

(2)额叶性平衡障碍：常指由于额叶占位性病变所造成的严重的平衡障碍，从而使患者无法独立站立或行走。其特点也是以平衡障碍为突出表现，伴姿势反射及动作不当或错位。如患者不能站起(或坐下)、站不稳或根本无法调动躯干及肢体以完成站立的动作。如欲站立时则使躯干向后仰而非正常时的向前倾，在重心以下难以抬起肢体，也根本不能迈动双腿，躯干及肢体运动笨拙、僵硬、可呈类肌强直。伴随症状有智力障碍，额叶释放表现如强握反射、类肌强直、排尿障碍、假性延髓性麻痹、腱反射亢进、病理反射阳性。常见病因有肿瘤、脓肿、梗死或出血及广泛白质病变、脑积水等累及额叶或额叶-脑桥、小脑联系中断。

皮质下平衡障碍与额叶性平衡障碍两者均是以平衡及姿势反射的严重障碍，导致行走动作不能完成，两者的区别在于当患者能够迈出脚步，则倾向于皮质下平衡障碍；相反，当额叶性平衡障碍时，迈腿的运动往往无法完成。许多学者也不同意将额叶性平衡障碍等同于运动不能。首先，额叶性平衡障碍是以平衡及保护反射的倒错、变异为主要表现，运动障碍是次要的。其次，部分坐立运动障碍者可具备正常行走的功能。相反，部分躯干及步态有异常者并无肢体运动不能。

(3)单纯性起步不能：其特点为明显的起步困难，伴动作持续异常（如转身缓慢、僵硬），患者无明显的平衡异常，无认知障碍、无肢体运动不能或帕金森病。启动行走后初期，步幅短、抬脚低，形成拖曳，然而当行走一段时间后，步幅延长、抬脚正常、双臂摆动也正常，当分散注意力及穿过较窄的通道及较急的转弯时，重新出现拖曳步态，而数步或试图跨过沟渠等方法可改善其起步困难。患者平衡功能正常，姿势反射、步基均正常，极少跌倒。单纯性起步不能也常发生于脑血管病及脑积水等损伤了额叶白质及其联系纤维及基底节部分结构损伤。

由于单纯性起步不能除明显起步及转身障碍外还有拖曳步态、步幅缩短及行进中逐渐好转可与谨慎步态相鉴别。另外，它没有平衡功能障碍，姿势反射及保护反射正常，也无额叶释放的表现，可以鉴别额叶性平衡障碍。

(4)额叶性步态异常：其特点为步基变宽，行走缓慢伴双脚似埋植土中一样难以抬起，故步幅变短、拖曳、起步及转身均迟疑，同时伴有中等程度的平衡障碍。常由于脑血管病造成的双侧额叶白质的多发性病变或双侧半球联系中断所造成的步态异常，如多发性腔隙性脑梗死、脑动脉硬粥样化所致宾斯旺格病及正常颅压脑积水等。该步态异常常伴认知功能障碍，假性延髓性麻痹性构音障碍、额叶释放症状、锥体束征及排尿障碍。

额叶性步态异常的鉴别诊断：①由于存在起步及转身迟疑、僵硬及姿势反射的异常，可与谨慎步态鉴别，但后者是非特异性表现，可随疾病的发展而逐渐转变为前者。另外，由于其平衡障碍较轻，尚能行走，可与额叶性平衡障碍鉴别，但可能由于其平衡障碍的加重而转变为额叶性平衡障碍，而单纯性起步不能则不存在平衡障碍。②额叶性步态异常与进展阶段的帕金森病性步态及其他运动不能性僵硬的鉴别比较困难，由于两者都有起步困难、僵硬、步幅变小，但如果步基变宽，则不支持帕金森病。另外，患者行走时躯干无前倾、上臂摆动正常是与额性步态异常相吻合。慌张步态行走时前倾或后仰伴四肢体僵硬则倾向于帕金森病。

应该注意，许多疾病的表现在不同时期是截然不同的，当进行到一定程度后还会出现互相交叉，最终发展成相似的最后状态，如记忆障碍在早期可明确分为额叶性、顶叶性及皮质下性，但在晚期均出现全面性智能障碍。同样，早期的谨慎步态可进一步发展为额叶性步态异常，继而当平衡障碍加重后则属于额叶性平衡障碍。

3.精神性步态异常

精神性步态异常是神经科最常见的步态异常之一，如无原因的立行不能，症状呈波动性，多见于癔症，暗示治疗常有戏剧性效果。焦虑症患者有跌倒恐惧时呈夸张的谨慎步态，行走如履薄冰或紧扶墙壁，以防止跌倒；忧郁症患者显示精神运动性迟缓，缺乏迈步动力而拒绝行走。

（四）无明确原因步态异常

事实上，临床上所见许多步态异常往往是由多种因素共同形成的，如脑血管病、颅内肿瘤及颅内转移瘤，很难确定其表现的步态异常是属于哪一层次的；而另一方面，临床上约有15％的步态异常不能找到明确的原因，尽管它们并非属于同一种疾病，多数学者称之为“原发性老年性步态”。

五、治疗

临床已发现20％～25％的老年性慢性进行性步态异常是由可治疗的疾病所致，如帕金森病、脑积水、额叶肿瘤及脓肿等，而绝大多数的精神性步态异常均可在施行适当的心理治疗后痊愈；当原发性疾病不明或治疗效果不佳时，还可借助各种有效的康复手段以促进平衡及运动功能的恢复，如对抗阻力的力量训练可帮助身体虚弱者和甚至是80岁以上的老年人恢复肌力，从而在一定程度上提高步行的速度及稳定性。感觉性平衡重复训练对前庭及本体性感觉障碍所致谨慎步态有特别的疗效，另外对有平衡障碍的患者应采取有效措施防止跌倒及摔伤，居室的墙上应安装扶手，脚步拖曳者应选择穿适当的鞋子，移动时可借助拐杖等辅助设施，还应请教专业人员视察生活及工作环境，以发现及排除可能的危险因素。

第六节　不自主运动

不自主运动是指患者在意识清醒的状态下骨骼肌出现不能自行控制的收缩，导致身体某些部位姿势和运动的异常。一般睡眠时停止，情绪激动时增强，临床上可见多种表现形式。

一、发生机制

以往认为不自主运动与锥体外系病变有关，而锥体外系涉及锥体系以外所有与运动调节有关的结构和下行通路，包括基底节、小脑及脑干中诸多核团。但传统上仅将与基底节病变有关的姿势、运动异常称为锥体外系症状。基底节中与运动功能有关的主要结构为纹状体，其组成及病变综合征，如图 1-1 所示。

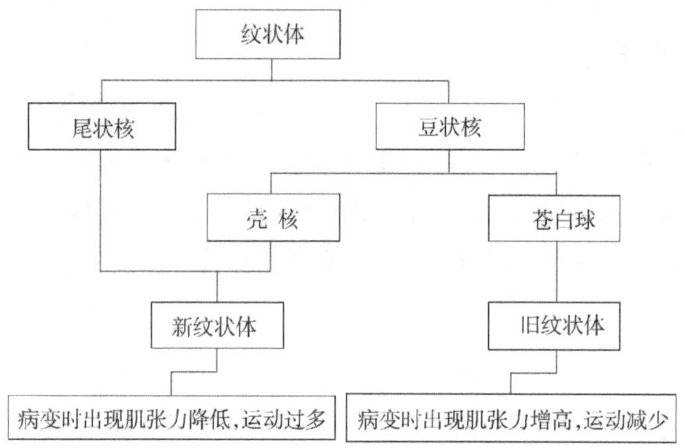

图 1-1　纹状体的结构与功能

纹状体与大脑皮质及其他脑区之间通过不同的神经递质（如谷氨酸、γ-氨基丁酸和多巴胺等）实现相互联系与功能平衡。其纤维联系相当复杂，其中与运动皮质之间的联系环路是基底节实现其运动调节功能的主要结构基础，包括：①皮质-新纹状体-苍白球（内）-丘脑-皮质回路。②皮质-新纹状体-苍白球（外）-丘脑底核-苍白球（内）-丘脑-皮质回路。③皮质-新纹状体-黑质-丘脑-皮质回路。

二、临床表现

（一）静止性震颤

静止性震颤是由主动肌与拮抗肌交替收缩引起的一种节律性颤动，常见于四肢远端、下颌和颈部，手指的震颤状如搓丸，频率 4～6 Hz。震颤静止时出现，睡眠时消失，紧张时加重，随意运动时减轻，可在意识控制下短暂减弱，放松后可出现更加明显的震颤。这是帕金森病的特征性体征之一。

（二）舞蹈症

舞蹈症是身体迅速、粗大、无节律的不能随便控制的动作。上肢较重，表现为耸肩、上臂甩动、手指抓握等动作；下肢可见步态不稳且不规则，重时可出现从一侧向另一侧快速粗大的跳跃动作(舞蹈样步态);头颈部可有转颈、扮鬼脸动作。随意运动或情绪激动时加重,安静时减轻,睡眠时消失。肢体肌张力低。此症状见于小舞蹈症、Huntington 舞蹈症及药物(如左旋多巴和吩噻嗪类、氟哌啶醇等神经安定剂)诱发的舞蹈症。局限于身体一侧的舞蹈症称为偏侧舞蹈症,常见于累及基底神经节的脑卒中(中风)、肿瘤等。

(三)手足徐动症

手足徐动症指肢体远端游走性的肌张力增高或减低的动作,如先有腕部过屈、手指过伸,之后手指缓慢逐个相继屈曲,继而上肢表现为缓慢的如蚯蚓爬行样的扭转样蠕动。由于过多的自发动作使受累部位不能维持在某一姿势或位置,随意运动严重扭曲,出现奇怪的姿势和动作,可伴有异常舌运动的怪相、发音含糊等。可见于多种神经系统变性疾病,常见为 Huntington 舞蹈症、肝豆状核变性等,也可见于肝性脑病、某些神经安定剂的不良反应;偏侧手足徐动症多见于中风患者。

(四)偏身投掷运动

偏身投掷运动以大幅度的无规律的跨越和投掷样运动为特点,肢体近端受累为主。偏身投掷运动是由对侧丘脑底核及与其联系的苍白球外侧部急性病损,如梗死或小量出血所致。

(五)肌张力障碍

肌张力障碍是肌肉异常收缩引起的缓慢扭转样不自主运动或姿势异常。扭转痉挛又称为扭转性肌张力障碍,是因身体某一部位主动肌和拮抗肌同时收缩造成的特殊姿势,主要表现为以躯干为轴的扭转,可伴手过伸或过屈、足内翻、头侧屈后伸、眼睛紧闭及固定的怪异表情,导致患者难以站立和行走。急性发病者常见于一些神经安定剂加量过快导致的不良反应,也见于原发性遗传性疾病,如早期 Huntington 舞蹈症、肝豆状核变性、Hallervorden-Spatz 病等,或继发于产伤、胆红素脑病(核黄疸)、脑炎等;最严重的一种类型是少见的遗传性变形性肌张力障碍。痉挛性斜颈被认为是扭转性肌张力障碍变异型,或称为局限性肌张力障碍,表现颈部肌肉痉挛性收缩,使头部缓慢的不自主地转动。

第二章

运动障碍性疾病

第一节 小舞蹈病

小舞蹈病(chorea minor,CM)又称风湿性舞蹈病或 Sydenham 舞蹈病,由 Sydenham(1684 年)首先描述,是风湿热在神经系统的常见表现。本病多见于儿童和青少年,其临床特征为不自主的舞蹈样动作、肌张力降低、肌力减弱、自主运动障碍和情绪改变。本病可自愈,但复发者并不少见。

一、病因与发病机制

本病的发病与 A 组 β-溶血性链球菌感染有关。属自体免疫性疾病。约 30%的病例在风湿热发作或多发性关节炎后 2~3 个月发病,通常无近期咽痛或发热史,部分患者咽拭子培养 A 组溶血性链球菌阳性;血清可检出抗神经元抗体,与尾状核、丘脑底核等部位神经元抗原起反应,抗体滴度与本病的转归有关,提示可能与自身免疫反应有关。本病好发于围青春期,女性多于男性,一些患者在怀孕或口服避孕药时复发,提示与内分泌改变也有关系。

二、病理

病理改变主要是黑质、纹状体、丘脑底核及大脑皮质可逆性炎性改变和神经细胞弥漫性变性,神经元丧失和胶质细胞增生。有的病例可见散在动脉炎、栓塞性小梗死。90%的尸解病例可发现风湿性心脏病证据。

三、临床表现

(一)发病年龄及性别

发病年龄多在 5~15 岁,女多于男,男女之比约为 1∶3。

(二)起病形式

大多数为亚急性或隐袭起病,少数可急性起病。大约 1/3 的病例舞蹈症状出现前 2～6 个月或更长的时间内有 β-溶血性链球菌感染史,曾有咽喉肿痛、发热、多关节炎、心肌炎、心内膜炎、心包炎、皮下风湿结节或紫癜等临床症状和体征。

(三)早期症状

早期症状常不明显,不易被察觉。患儿表现为情绪不稳、焦虑不安、易激动、注意力分散、学习成绩下降、动作笨拙、步态不稳、手中物品时常坠落,行走摇晃不稳等。其后症状日趋明显,表现为舞蹈样动作和肌张力改变等。

(四)舞蹈样动作

常常可急性或隐袭出现,常为双侧性,可不规则,变幻不定,突发骤止,约 20%患者可偏侧或甚至更为局限。在情绪紧张和做自主运动时加重,安静时减轻,睡眠时消失。常在 2～4 周内加重,3～6 个月内自行缓解。

(1)面部最明显,表现挤眉、弄眼、噘嘴、吐舌、扮鬼脸等,变幻莫测。

(2)肢体表现为一种快速的不规则无目的的不自主运动,常起于一肢,逐渐累及一侧或对侧,上肢比下肢明显,上肢各关节交替伸直、屈曲、内收等动作,下肢步态颠簸、行走摇晃、易跌倒。

(3)躯干表现为脊柱不停地弯、伸或扭转,呼吸也可变得不规则。

(4)头颈部的舞蹈样动作表现为摇头耸肩或头部左右扭转。伸舌时很难维持,舌部不停地扭动,软腭或其他咽肌的不自主运动可致构音、吞咽障碍。

(五)体征

(1)肌张力及肌力减退,膝反射常减弱或消失。肢体软弱无力,与舞蹈样动作、共济失调一起构成小舞蹈病的三联征。

(2)旋前肌征:由于肌张力和肌力减退导致当患者举臂过头时,手掌旋前。

(3)舞蹈病手姿:当手臂前伸时,因张力过低而呈腕屈、掌指关节过伸,伴手指弹钢琴样小幅舞动。

(4)挤奶妇手法,或称盈亏征:若令患者紧握检查者第二、三手指时,检查者能感到患者的手时紧时松,握力不均,时大时小。

(5)约 1/3 患者会有心脏病征,包括风湿性心肌炎、二尖瓣回流或主动脉瓣关闭不全。

(六)精神症状

可有失眠、躁动、不安、精神错乱、幻觉、妄想等精神症状,称为躁狂性舞蹈病。有些病例精神症状可与躯体症状同样显著,以致呈现舞蹈性精神病。随着舞蹈样动作消除,精神症状很快缓解。

四、辅助检查

(一)血清学检查

白细胞计数增加,血沉加快,C-反应蛋白效价提高,黏蛋白增多,抗链球菌溶血素"O"滴度增加;由于小舞蹈病多发生在链球菌感染后 2～3 个月,甚至 6～8 个月,故不少患者发生舞蹈样动作时链球菌血清学检查常为阴性。

(二)咽拭子培养

检查可见 A 组溶血型链球菌。

(三)脑电图

无特异性,常为轻度弥漫性慢活动。

(四)影像学检查

部分患者头部 CT 扫描可见尾状核区低密度灶及水肿,MRI 扫描显示尾状核、壳核、苍白球增大,T_2 加权像显示信号增强,PET 可见纹状体呈高代谢改变,但症状减轻或消失后可恢复正常。

五、诊断

凡学龄期儿童有风湿病史和典型舞蹈样症状,结合实验室及影像学检查通常可以诊断。

六、鉴别诊断

见表 2-1。

表 2-1　常见舞蹈病鉴别要点

鉴别要点	小舞蹈病	亨廷顿病	肝豆状核变性	偏侧舞蹈症
病因	风湿性	常染色体显性遗传	遗传性铜代谢障碍	脑卒中、脑瘤
发病年龄	大多数为 5～15 岁	30 岁以后	儿童、青少年	成年
临床特征	全身或偏侧不规则舞蹈,动作快	全身舞蹈、手足徐动、动作较慢	偏侧舞蹈样运动	有不完全偏瘫
	肌张力低、肌力减退		角膜 K-F 色素环	

续表

鉴别要点	小舞蹈病	亨廷顿病	肝豆状核变性	偏侧舞蹈症
	情绪不稳定，性格改变	进行性痴呆	精神障碍	
	可有心脏受损征象		肝脏受损征	
治疗	抗链球菌感染（青霉素）	氯丙嗪、氟哌啶醇	排铜 *D*-青霉胺口服	治疗原发病
	糖皮质激素		口服硫酸锌减少铜吸收	对症用氟哌啶醇
	氟哌啶醇、氯丙嗪、苯巴比妥		对症用氟哌啶醇	

七、治疗

（一）一般处理

急性期应卧床休息，保持环境安静，避免强光或其他刺激，给予足够的营养支持。

（二）病因治疗

确诊本病后，无论病症轻重，均应使用青霉素或其他有效抗生素治疗，10～14 天为 1 个疗程。同时给予水杨酸钠或泼尼松，症状消失后再逐渐减量至停药，目的是最大限度地防止或减少本病复发，并控制心肌炎、心瓣膜病的发生。

1.抗生素

青霉素：首选 40～80 万单位，每天 1～2 次，两周 1 个疗程，也可用红霉素、头孢菌素类药物治疗。

2.阿司匹林

0.1～1.0 g，每天 4 次，小儿按 0.1 g/kg，计算，症状控制后减量，维持 6～12 周。

3.糖皮质激素

风湿热症状明显时，泼尼松每天 10～30 mg，分 3～4 次口服。

（三）对症治疗

（1）首选氟哌啶醇：0.5 mg 开始，每天口服 2～3 次，以后逐渐加量。

（2）氯丙嗪：12.5～50 mg，每天 2～3 次。

（3）苯巴比妥：0.015～0.03 g，每天 2～4 次。

（4）地西泮：2.5～5 mg，每天 2～4 次。

八、预后

本病预后良好，可完全恢复而无任何后遗症状，大约 20%的病例死于心脏并发症，35%的病例数月或数年后复发。个别病例舞蹈症状持续终身。

第二节　亨廷顿病

亨廷顿病(Huntington disease，HD)又称亨廷顿舞蹈病、慢性进行性舞蹈病、遗传性舞蹈病，于 1842 年由 Waters 首报，1872 年由美国医师 George Huntington 系统描述而得名，是一种常染色体显性遗传的基底节和大脑皮质变性疾病，临床上以隐匿起病、缓慢进展的舞蹈症、精神异常和痴呆为特征。本病呈完全外显率，受累个体的后代 50%发病。可发生于所有人种，白种人发病率最高，我国较少见。

一、病因及发病机制

本病的致病基因 *IT*15 位于 4p16.3，基因的表达产物为约含 3 144 个氨基酸的多肽，命名为 Huntingtin，在 *IT*15 基因 5′端编码区内的三核苷酸(CAG)重复序列拷贝数异常增多。拷贝数越多，发病年龄越早，临床症状越重。在 Huntingtin 病，(CAG)n 重复编码一段长的多聚谷氨酰胺功能区，故认为本病可能由于获得了一种毒性功能所致。

二、病理及生化改变

(一)病理改变

主要位于纹状体和大脑皮质，黑质、视丘、视丘下核、齿状核亦可轻度受累。大脑皮质突出的变化为皮质萎缩，特别是第 3、5 和 6 层神经节细胞丧失，合并胶质细胞增生。尾状核、壳核神经元大量变性、丢失。投射至外侧苍白球的纹状体传出神经元(含 γ-氨基丁酸与脑啡肽，参与间接通路)较早受累，是引起舞蹈症的基础；随疾病进展，投射至内侧苍白球的纹状体传出神经元(含 γ-氨基丁酸与 P 物质，参与直接通路)也被累及，是导致肌强直及肌张力障碍的原因。

(二)生化改变

纹状体传出神经元中 γ-氨基丁酸、乙酰胆碱及其合成酶明显减少，多巴胺浓度正常或略增加，与 γ-氨基丁酸共存的神经调质脑啡肽、P 物质亦减少，生长抑素和神经肽 Y 增加。

三、临床表现

本病好发于 30～50 岁，5%～10%的患者于儿童和青少年发病，10%于老年发病。患者的连续后代中有发病提前倾向，即早发现象，父系遗传的早发现象更明显，绝大多数有阳性家族史。起病隐匿，缓慢进展。无性别差异。

(一)锥体外系症状

以舞蹈样不自主运动最常见、最具特征性，通常为全身性，程度轻重不一，典型表现为手指弹钢琴样动作和面部怪异表情，累及躯干可产生舞蹈样步态，可合并手足徐动及投掷症。随着病情进展，舞蹈样不自主运动可逐渐减轻，而肌张力障碍及动作迟缓、肌强直、姿势不稳等帕金森综合征渐趋明显。

(二)精神障碍及痴呆

精神障碍可表现为情感、性格、人格改变及行为异常，如抑郁、激惹、幻觉、妄想、暴躁、冲动、反社会行为等。患者常表现出注意力减退、记忆力降低、认知障碍及智能减退，呈进展性加重。

(三)其他

快速眼球运动(扫视)常受损。可伴癫痫发作，舞蹈样不自主运动大量消耗能量可使体重明显下降，常见睡眠和/或性功能障碍。晚期出现构音障碍和吞咽困难。

四、辅助检查

(一)基因检测

CAG 重复序列拷贝数增加，>40 具有诊断价值。该检测若结合临床特异性高、价值大，几乎所有的病例可通过该方法确诊。

(二)电生理及影像学检查

EEG 呈弥漫性异常，无特异性。CT 及 MRI 显示大脑皮质和尾状核萎缩，脑室扩大。MRI 的 T_2 加权像示壳核信号增强。MR 波谱(MRS)示大脑皮质及基底节乳酸水平增高。^{18}F-脱氧葡萄糖 PET 检测显示尾状核、壳核代谢明显降低。

五、诊断及鉴别诊断

（一）诊断

根据发病年龄，慢性进行性舞蹈样动作、精神症状和痴呆，结合家族史可诊断本病，基因检测可确诊，还可发现临床前期病例。

（二）鉴别诊断

本病应与小舞蹈病、良性遗传性舞蹈病、发作性舞蹈手足徐动症、老年性舞蹈病、肝豆状核变性、迟发性运动障碍及棘状红细胞增多症并发舞蹈症鉴别。

六、治疗

目前尚无有效治疗措施，对舞蹈症状可选用以下药物。①多巴胺受体阻滞剂：氟哌啶醇 1～4 mg，每天 3 次；氯丙嗪 12.5～50 mg，每天 3 次；奋乃静 2～4 mg，每天 3 次；硫必利 0.1～0.2 g，每天 3 次；以及哌咪清等。均应从小剂量开始，逐渐增加剂量，用药过程中应注意锥体外系不良反应。②中枢多巴胺耗竭剂：丁苯那嗪 25 mg，每天 3 次。

七、预后

本病尚无法治愈，病程 10～20 年，平均 15 年。

第三节　脑性瘫痪

中华医学会儿科学分会神经学组 2004 年全国小儿脑性瘫痪专题研讨会讨论通过的脑性瘫痪定义为出生前到生后 1 个月内各种原因所引起的脑损伤或发育缺陷所致的运动障碍及姿势异常。主要是指由围生期各种病因所引起的，获得性非进行性脑病导致的先天性运动障碍及姿势异常疾病或综合征，是在大脑生长发育期受损后所造成的运动瘫痪，是一种严重致残性疾病。

其特点是非进行性的两侧肢体对称性瘫痪。Litfer 首先描述了本病，亦称 Litter 病；脑性瘫痪的概念由 Ingram 首先使用。本病发病率相当高，不同国家和地区的发生率为 0.06％～0.59％，日本较高，为0.2％～0.25％。

一、病因及病理

(一)病因包括遗传性和获得性

1.出生前病因

如妊娠早期病毒感染、妊娠毒血症、母体的胎盘血液循环障碍和放射线照射等。

2.围生期病因

早产是重要的确定病因,脐带脱垂或绕颈、胎盘早剥、前置胎盘、羊水堵塞、胎粪吸入等导致胎儿脑缺氧,难产等所致胎儿窒息、缺氧,以及早产、产程过长、产钳损伤和颅内出血及核黄疸等。

3.出生后病因

如各种感染、外伤、中毒、颅内出血和严重窒息等。病因不明者可能与遗传有关。人体维持正常肌张力调节及姿势反射依赖皮质下行纤维抑制作用与周围Ⅰa类传入纤维易化作用的动态平衡,当脑发育异常使皮质下行束受损时,抑制作用减弱可引起痉挛性运动障碍和姿势异常。感知能力如视、听力受损可导致智力低下,基底节受损可引起手足徐动,小脑受损可发生共济失调等。

(二)病理改变

病理改变以弥散的不等程度的大脑皮质发育不良或脑白质软化、皮质萎缩或萎缩性脑叶硬化等为特征皮质核基底节有分散的、状如大理石样的病灶瘢痕,为缺血性病理损害,多见于缺氧窒息婴儿。出血性病理损害为室管膜下出血或脑室内出血,有时为脑内点状出血或局部出血,多见于未成熟儿(妊娠不足32周),可能因此期脑血管较脆弱,血管神经发育不完善,脑血流调节能力较差所致。脑局部白质硬化和脑积水、脑穿通畸形、锥体束变性等也可见。产前病变以脑发育不良为主,围生期病变以瘢痕、硬化、软化和部分脑萎缩、脑实质缺陷为主。

二、临床分型及表现

脑性瘫痪临床表现复杂多样,多始自婴幼儿期。严重者生后即有征象,多数病例在数月后家人试图扶起病儿站立时发现。临床主要表现为锥体束征和锥体外束损害征,智能发育障碍和癫痫发作三大症状。

运动障碍是本病的主要症状,由于锥体束和锥体外束发育不良而致肢体瘫痪。多数是在生后数月始被发现患儿肢体活动异常的。个别严重病例可在出生后不久即出现肌肉强直、角弓反张、授乳困难。一般出现不等程度的瘫痪，肌张力增高，肌腱反射亢进，病理征阳性。均为对称性两侧损害，下肢往往重于上肢。

根据运动障碍的临床表现分为如下几种类型。

（一）痉挛型

以锥体系受损为主，又称痉挛性脑性瘫痪。Litter 最早提出缺氧-缺血性产伤（脑病）的概念，后称 Litter 病，是脑性瘫痪中最为常见和典型的一类。常表现为双下肢痉挛性瘫痪、膝踝反射亢进、病理征阳性。由于肌张力增高比瘫痪更明显，尤其是两腿内收肌、膝关节的伸肌和足部跖屈肌肌张力突出的增高，所以患儿在步行时两髋内收，两膝互相交叉和马蹄内翻足，使用足尖走路而呈剪刀式步态。患儿这种异常费力地向前迈步状态，一眼望去便可确认是痉挛性双侧瘫痪。可伴有延髓麻痹，表现吞咽和构音困难、下颌反射亢进，不自主哭笑，核上性眼肌麻痹、面瘫等，还可伴有语言及智能障碍。根据病情可分为以下几种。

1.轻度

最初 24 小时症状明显，表现易惊、肢体及下颏颤抖，称紧张不安婴儿；Moro 下限反应，肌张力正常，腱反射灵敏，前囟柔软，EEG 正常，可完全恢复。

2.中度

表现嗜睡、迟钝和肌张力低下，运动正常，48～72 小时后恢复或恶化，若伴抽搐、脑水肿、低钠血症或肝损伤提示预后不良。

3.重度

生后即昏迷，呼吸不规则，需机械通气维持，生后 12 小时内发生惊厥，肌张力低下，Moro 反射无反应，吸吮力弱，光反射和眼球运动存在。中至重度患儿如及时纠正呼吸功能不全和代谢异常仍可望存活，可能遗留锥体系、锥体外系和小脑损伤体征及精神发育迟滞。

（二）不随意运动型

不随意运动型以锥体外系受损为主，又称手足徐动型脑性瘫痪，多由核黄疸或新生儿窒息引起，主要侵害基底神经节，常见双侧手足徐动症，生后数月或数年出现，可见舞蹈、肌张力障碍、共济失调性震颤、肌阵挛和半身颤搐等。轻症患儿易误诊为多动症。

（三）核黄疸

继发于 Rh 与 ABO 血型不相容或肝脏葡萄糖醛酸转移酶缺乏的成红细胞增多症，血清胆红素高于 250 mg/L 时具有中枢神经系统毒性作用，可导致神经症状。酸中毒、缺氧及低体重婴儿易患病。轻症生后24～36小时出现黄疸和肝脾大，4天后黄疸渐退，不产生明显神经症状。重症生后或数小时出现黄疸并急骤加重，肝脾及心脏肿大，黏膜和皮肤点状出血；3～5天婴儿变得倦怠、吸吮无力、呼吸困难、呕吐、昏睡、肌强直和抽搐发作，可伴舞蹈征、手足徐动、肌张力障碍或痉挛性瘫等，多在数天至2周内死亡；存活者遗留精神发育迟滞、耳聋和肌张力低，不能坐、立和行走。

（四）共济失调型

共济失调型以小脑受损为主，是一种少见的脑性瘫痪。由于小脑发育不良以致患儿出现肌张力减低，躯体平衡失调，坐姿及动作不稳、步态笨拙和经常跌倒，行走时双足横距加宽，辨距不良，并伴意向性震颤、语言缓慢、断续或呈爆发式语言和运动发育迟缓。CT和MRI可见小脑萎缩。

（五）肌张力低下型

往往是其他类型的过渡形式，多见于幼儿，主要表现为肌张力减低，关节活动幅度增大，肌腱反射正常或活跃，病理征阳性。多无肌肉萎缩。患者往往不能站立、行走，甚至不能竖颈。随年龄增长肌张力可逐渐增高而转为痉挛性瘫痪。

（六）混合型

脑性瘫痪的患儿多伴有以下症状。

1.反射异常

姿势反射、原始反射、体位姿势反射的异常和手足徐动、舞蹈样动作。这类不自主运动可单独出现，也可两者同时伴发，但均为双侧性，并因随意运动和情绪激动而加重症状。

2.智能障碍

由于大脑皮质发育不良，几乎所有患儿都合并有一定程度的智能和行为缺陷。智能障碍的程度和瘫痪的轻重并不平行。随着智能障碍的出现，还可伴发言语发育迟滞，说话较晚，并有构音障碍。

3.癫痫发作

有的患儿合并有癫痫大小发作，脑电图异常。此外还可出现斜视、弱视、听力减退、牙齿发育不良以及短暂性高热等。

（1）根据偏瘫、截瘫和四肢瘫，脑性瘫痪又可分为以下类型。①先天性婴儿偏瘫：婴儿及儿童早期出现。②后天性婴儿偏瘫：3～18个月的正常婴儿常以痫性发作起病，发作后出现严重偏瘫，伴或不伴失语。③四肢瘫：较少见，多为双侧脑病变。④截瘫：多因脑或脊柱病变，如先天性囊肿、肿瘤和脊柱纵裂等。

(2)按瘫痪部位(指痉挛型)可分为以下几种情况。①单瘫：单个肢体受累。②双瘫：四肢受累，上肢轻，下肢重。③三肢瘫：3 个肢体受累。④偏瘫：半侧肢体受累。⑤四肢瘫：四肢受累，上、下肢受累程度相似。

三、影像学检查

X 线检查头颅片可见双侧不对称，病侧不如健侧膨隆，岩骨和蝶骨位置较高，额突较大，两侧颞骨鳞部或顶骨局部变薄或隆起。CT、MRI 可见广泛性程度不等的脑萎缩，有局灶体征者可见大脑皮质和髓质发育不良，脑软化灶，囊性变，脑室扩大或脑穿通畸形等。

四、诊断和鉴别诊断

(一)诊断

本病缺乏特异性诊断指标，主要依靠临床诊断。我国小儿脑性瘫痪会议(2004 年)所定诊断条件为以下几点。

(1)引起脑性瘫痪(简称脑瘫)的脑损伤为非进行性。

(2)引起运动障碍的病变部位在脑部。

(3)症状在婴儿期出现。

(4)有时合并智力障碍、癫、感知觉障碍及其他异常。

(5)除外进行性疾病所致的中枢性运动障碍及正常小儿暂时性的运动发育迟缓。

高度提示脑性瘫痪的临床表现有以下几种情况：①早产儿，低体重儿，出生时及新生儿期严重缺氧、惊厥、颅内出血和核黄疸等。②精神发育迟滞、情绪不稳和易惊，运动发育迟缓、肌张力增高及痉挛典型表现。③锥体外系症状伴双侧耳聋和上视麻痹。

(二)鉴别诊断

1.遗传性痉挛性截瘫

单纯型儿童期起病，双下肢肌张力增高、腱反射亢进、病理征及弓形足，缓慢进展病程，有家族史。

2.共济失调毛细血管扩张症(Louis-Barr 综合征)

常染色体隐性遗传病，呈进展性，表现共济失调、锥体外系症状、眼结合膜毛细血管扩张和甲胎蛋白显著增高等，因免疫功能低下常见支气管炎和肺炎等。

3.脑炎后遗症

有脑炎病史，表现智力减退、易激惹、兴奋、躁动和痫性发作等。

五、治疗

脑性瘫痪尚无有效的病因治疗，目前主要采取物理疗法、康复训练和药物治疗等适当措施帮助患儿获得最大限度的功能改善。痉挛、运动过多、手足徐动、肌张力障碍及共济失调等可采用康复训练配合药物治疗，必要时手术治疗。

(一)物理疗法及康复训练

(1)完善的护理、充足的营养和良好的卫生。

(2)长期坚持科学的智能、语言和技能训练。

(3)采取物理疗法、体疗和按摩等促使肌肉松弛，改善下肢运动功能、步态和姿势。

(4)手指作业治疗有利于进食、穿衣、写字等与生活自理有关的动作训练。

(5)支具和矫正器可帮助控制无目的动作，改善姿势和防止畸形。

(二)药物治疗

1.下肢痉挛影响活动者

可以试用巴氯苯，自小量开始，成人 5 mg，每天 2 次口服，5 天后改为每天 3 次，以后每隔3～5 天增加 5 mg，可用 20～30 mg/d 维持；儿童初始剂量 0.75～1.5 mg/(kg・d)，此药也可鞘内注射；不良反应有嗜睡、恶心、眩晕、呼吸抑制，偶有尿潴留；或用苯海索，有中枢抗胆碱能作用，2～4 mg 口服，每天 3 次；或用氯硝西泮，成人首次剂量 3 mg，静脉注射，数分钟奏效，半清除期22～32 小时，有呼吸及心脏抑制作用。

2.震颤治疗

可试用苯海拉明。

3.运动过多

可试用氟哌啶醇、地西泮和丙戊酸钠。

4.伴发癫痫者

应给予抗癫痫药。

5.核黄疸治疗

重症病例出生即出现黄疸、呕吐、昏睡、总胆红素迅速上升及血红蛋白下降等，应交换输血，必要时多次输血，降低血清非结合胆红素水平，保护神经系统；血清蛋白可促进胆红素结合，紫外线照射可促进间接胆红素转化。

（三）手术治疗

1.选择性脊神经后根切断术（SPR）

SPR是显微外科技术与电生理技术结合，选择性切断脊神经后根部分与肌牵张反射有关的Ⅰa类肌梭传入纤维，减少调节肌张力与姿势反射的γ环路中周围兴奋性传入，纠正皮质病变使下行抑制受损导致的肢体痉挛状态；脑性瘫痪痉挛型如无严重系统疾病、脊柱畸形及尿便障碍，可首选SPR加康复训练，3～10岁时施行为宜；患儿术前应有一定的行走能力、智力接近正常，术后坚持系统的康复训练也是治疗成功的基本条件。

2.矫形外科手术

矫形外科手术适用于内收痉挛、肌腱挛缩和内翻马蹄足等，可松解痉挛软组织，恢复肌力平衡及稳定关节。

第四节　特发性震颤

一、疾病概述

特发性震颤（ET）又称家族性震颤，是一种原因未明的具有遗传倾向的运动障碍性疾病，以震颤为唯一表现。1/3以上患者有阳性家族史，呈常染色体显性遗传。目前已确认两个致病基因位点，分别定位于3q13（FET1）和2p22～25（ETM或ET_2）。

隐匿起病，缓慢发展，也可长期缓解。各组年龄均可发病，但多见于40岁以上的中、老年人。震颤是唯一临床症状。表现为姿势性或动作性震颤，常累及一只手或双手或头部，下肢较少受累，无全身或其他神经系统阳性体征。有的病例因震颤而妨碍手部完成精细动作如书写，喉部肌肉受累可影响发音。少量饮酒可使症状暂时缓解。

二、治疗

本病药物治疗可选用：①普萘洛尔30～90 mg，3次/天，口服。②阿罗洛尔10 mg，早、午服用，该药效果显著，注意其降压作用。③扑痫酮50 mg，2次/天，口服，治疗亦有效。④氯硝西泮、地西泮等亦有一定效果。对少数症状严重，以一侧为主和药物治疗无效的患者可行丘脑毁损术、丘脑深部电刺激等方法治疗。亦可注射肉毒毒素 A 治疗。

三、预后

本病情长期稳定，无进行性加重，通常不致残，症状轻微者不必治疗。

第五节 肌张力障碍

肌张力障碍是主动肌和拮抗肌收缩不协调或过度收缩引起的以肌张力异常动作和姿势为特征的运动障碍疾病。在锥体外系疾病中较为多见，仅次于帕金森病。根据病因可分为特发性和继发性；按肌张力障碍发生部位可分为局限性、节段性、偏身性和全身性；依起病年龄可分为儿童型、少年型和成年型。

一、病因及发病机制

特发性扭转性肌张力障碍迄今病因不明，可能与遗传有关，可为常染色体显性(30%～40%外显率)、常染色体隐性或 X 连锁隐性遗传，显性遗传的缺损基因 DYT_1 已定位于 9 号常染色体长臂 9q32-34，编码一种 ATP 结合蛋白扭转蛋白 A，有些病例可发生在散发基础上。环境因素如创伤或过劳等可诱发特发性肌张力障碍基因携带者发病，如口-下颌肌张力障碍病前有面部或牙损伤史，一侧肢体过劳可诱发肌张力障碍如书写痉挛、乐器演奏家痉挛、打字员痉挛和运动员肢体痉挛等。

继发性肌张力障碍是纹状体、丘脑、蓝斑、脑干网状结构等病变所致，如肝豆状核变性、核黄疸、神经节苷脂沉积症、苍白球黑质红核色素变性、进行性核上性麻痹、特发性基底节钙化、甲状旁腺功能低下、中毒、脑血管病变、脑外伤、脑炎、药物(左旋多巴、吩噻嗪类、丁酰苯类、甲氧氯普胺)诱发等。

二、病理

特发性扭转痉挛可见非特异性病理改变，包括壳核、丘脑及尾状核小神经元变性，基底节脂质及脂色素增多。继发性扭转痉挛病理学特征随原发病不同而异；痉挛性斜颈、Meige 综合征、书写痉挛和职业性痉挛等局限性肌张力障碍病理上无特异性改变。

三、临床类型及表现

(一)扭转痉挛

扭转痉挛是全身性扭转性肌张力障碍,以四肢、躯干或全身剧烈而不随意的扭转动作和姿势异常为特征。发作时肌张力增高。扭转痉挛中止后肌张力正常或减低,故也称变形性肌张力障碍。按病因可分为特发性和继发性两型。

1.特发性扭转性肌张力障碍

儿童期起病的肌张力障碍,通常有家族史,出生及发育史正常,多为特发性。症状常自一侧或两侧下肢开始,逐渐进展至广泛不自主扭转运动和姿势异常,导致严重功能障碍。

2.继发性扭转性肌张力障碍

成年期起病的肌张力障碍多为散发,可查到病因。症状常自上肢或躯干开始,约20%的患者最终发展为全身性肌张力障碍,一般不发生严重致残。体检可见异常运动、姿势,如手臂过度旋前、屈腕、指伸直、腿伸直和足跖屈内翻,躯干过屈或过伸等,以躯干为轴扭转最具特征性;可出现扮鬼脸、痉挛性斜颈、睑痉挛、口-下颌肌张力障碍等,缺乏其他神经系统体征。

(二)局限性扭转性肌张力障碍

特发性扭转性肌张力障碍的某些特点可孤立出现,如痉挛性斜颈、睑痉挛、口-下颌肌张力障碍、痉挛性发音困难(声带)和书写痉挛等。有家族史的患者可作为特发性扭转性肌张力障碍顿挫型,无家族史可代表成年发病型的局部表现,但成人发病的局限性肌张力障碍也可有家族性基础。为常染色体显性遗传,与 $18p31$ 基因(DYT_7)突变有关。

1.痉挛性斜颈

痉挛性斜颈是胸锁乳突肌等颈部肌群阵发性不自主收缩引起颈部向一侧扭转,或阵发性倾斜,是锥体外系器质性疾病之一。少数痉挛性斜颈属精神性(心因性、癔症性)斜颈。

(1)本病可见于任何年龄组,但以中年人最为多见,女性多于男性。早期常为发作性,最终颈部持续地偏向一侧,一旦发病常持续终生,起病18个月内偶有自发缓解。药物治疗常不满意。

(2)起病多缓慢(癔症性斜颈例外),颈部深、浅肌群均可受累,但以一侧胸锁乳突肌和斜方肌受损症状较突出。患肌因痉挛收缩触诊有坚硬感,久之可发生肥大。

(3)一侧胸锁乳突肌受累,头颈偏转向健侧;双侧胸锁乳突肌病变,则头颈前屈;双侧斜方肌病变,则头后仰。症状可因情绪激动而加重,头部得到支持时可减轻,睡眠时消失。

(4)癔症性斜颈常在受精神刺激后突然起病,症状多变,经暗示治疗后可迅速好转。

2.Meige 综合征

主要累及眼肌和口、下颌肌肉,表现睑痉挛和口-下颌肌张力障碍,两者都可作为孤立的局限性肌张力障碍出现,为 Meige 综合征不完全型,如两者合并出现为完全型。

(1)睑痉挛表现不自主眼睑闭合,痉挛持续数秒至数分钟。多为双眼,少数由单眼起病渐波及双眼,精神紧张、阅读、注视时加重,讲话、唱歌、张口、咀嚼和笑时减轻,睡眠时消失。

(2)口-下颌肌张力障碍表现不自主张口闭口、撇嘴、咧嘴、噘嘴和缩拢口唇、伸舌扭舌等。严重者可使下颌脱臼、牙齿磨损以至脱落、撕裂牙龈、咬掉舌和下唇、影响发声和吞咽等,讲话、咀嚼可触发痉挛,触摸下颌或压迫颏下部可减轻,睡眠时消失。

3.书写痉挛

执笔书写时手和前臂出现肌张力障碍姿势,表现握笔如握匕首、手臂僵硬、手腕屈曲、肘部不自主地向外弓形抬起、手掌面向侧面等,但做其他动作正常。本病也包括其他职业性痉挛如弹钢琴、打字,以及使用螺丝刀或餐刀等。药物治疗通常无效,让患者学会用另一只手完成这些任务是必要的。

4.手足徐动症

手足徐动症也称指痉症,指以肢体远端为主的缓慢、弯曲、蠕动样不自主运动,极缓慢的手足徐动也可导致姿势异常,需与扭转痉挛鉴别。前者不自主运动主要位于肢体远端,后者主要侵犯颈肌、躯干肌及四肢的近端肌,以躯干为轴的扭转或螺旋样运动是其特征。本病症可见于多种疾病引起的脑损害,如基底节大理石样变性、脑炎、产后窒息、早产、核黄疸、肝豆状核变性等。

四、诊断及鉴别诊断

(一)诊断

首先应确定患者是否为肌张力障碍,然后区分是特发性或继发性肌张力障碍。通常,前者的发病年龄较小,可有遗传家族史,除肌张力障碍外,常无其他锥体系或锥体外系受损的症状和体征。从病史的详细询问和体格检查、相关的辅助检查,如脑脊液、血、尿化验、神经影像及电生理学检查中未找到继发性脑和/或脊髓损害的证据,基因分析有助于确定诊断。而继发性肌张力障碍与之相反,除发病年龄较大外,以局限性肌张力障碍多见,体格检查、辅助检查可发现许多继发的原因及脑、脊髓病理损害证据。常见肌张力障碍疾病临床特征见表 2-2。

表 2-2 常见肌张力障碍疾病临床特征鉴别要点

鉴别要点	扭转痉挛	Miege 综合征	痉挛性斜颈	迟发性运动障碍
发病年龄及性别	儿童,成年男性多见	50 岁以后,女多于男	青年、中年	服氟哌啶醇、氯丙嗪数年后,老年及女性多见
临床特征	面肌、颈肩肌、呼吸肌快速抽动,短促而频繁,具有刻板性	面肌眼睑肌、唇肌、舌肌、颈阔肌强直性痉挛	颈部肌肉的痉挛抽动、偏斜及伸屈	面肌、口肌、体轴肌、肢体肌的强直性痉挛
	紧张时加剧,安静时轻,入睡后消失	用手指触摸下颌减轻,行走、强光、阅读时加重,睡眠时消失	行动时加剧,平卧时减轻,入睡后消失,患肌坚硬肥大	随意运动,情绪紧张、激动时加重,睡眠中消失
	伴秽语者为抽动-秽语综合征			
治疗	地西泮、氯硝西泮	氟哌啶醇	苯海索、左旋多巴	停服抗精神病药应缓慢
	小剂量氟哌啶醇 心理治疗	苯海索、左旋多巴 肉毒毒素局部注射	氟哌啶醇 肉毒毒素局部注射 手术治疗	利血平、氟硝西泮、氯氮平

(二)鉴别诊断

(1)面肌痉挛:常为一侧眼睑或面肌的短暂抽动,不伴口-下颌不自主运动,可与睑痉挛或口-下颌肌张力障碍区别。

(2)僵人综合征:需与肌张力障碍区别,前者表现为发作性躯干肌(颈脊旁肌和腹肌)和四肢近端肌僵硬和强直,明显限制患者主动运动,且常伴疼痛,在自然睡眠后肌僵硬完全消失,休息和肌肉放松时肌电图检查均出现持续运动单位电活动,不累及面肌和肢体远端肌。

(3)颈部骨骼肌先天性异常所致先天性斜颈(患者年龄较小,系由颈椎先天缺如或融合、胸锁乳突肌血肿、炎性纤维化所致)、局部疼痛刺激引起的症状性斜颈及癔症性斜颈。需与痉挛性斜颈鉴别。但前组都存在明确原因,同时能检出引致斜颈的异常体征，可资鉴别。

五、治疗

(一)特发性扭转性肌张力障碍

药物治疗可部分改善异常运动。

1.左旋多巴

对一种多巴反应性肌张力障碍有明显的效果，对其他类型的肌张力障碍也有一定的效果。

2.抗胆碱能药

大剂量的苯海索 20 mg 口服，每天 3 次，可控制症状。

3.镇静剂

能有效地缓解扭转痉挛，并能降低肌张力，部分患者有效。地西泮 5～10 mg或硝西泮5～7.5 mg，或氯硝西泮 2～4 mg 口服，每天 3 次。

4.多巴胺受体阻滞剂

能有效地控制扭转痉挛和其他多动症状，但不能降低肌张力。氟哌啶醇2～4 mg 或硫必利0.1～0.2 g口服，每天 3 次。继发性肌张力障碍者需同时治疗原发病。

(二)局限性肌张力障碍

(1)药物治疗基本同特发性扭转痉挛。

(2)肉毒毒素 A：局部注射是目前可行的最有效疗法，产生数月的疗效，可重复注射。注射部位选择痉挛最严重的肌肉或肌电图显示明显异常放电的肌群，如痉挛性斜颈可选择胸锁乳突肌、颈夹肌、斜方肌等三对肌肉中的四块做多点注射；睑痉挛和口-下颌肌张力障碍分别选择眼裂周围皮下和口轮匝肌多点注射；书写痉挛注射受累肌肉有时会有帮助。剂量应个体化，通常在注射后 1 周开始显效，每疗程不超过8 周，疗效可维持 3～6 个月，3～4 个月可以重复注射。每疗程总量为 200 U 左右。其最常见的不良反应为下咽困难、颈部无力和注射点的局部疼痛。

(三)手术治疗

对重症病例和药物治疗无效的患者可采用手术治疗。主要手术方式包括副神经和上颈段神经根切断术，部分病例可缓解症状，但可复发；也可用立体定向丘脑腹外侧核损毁术或丘脑切除术，对偏侧肢体肌张力障碍可能有效。有些患者用苍白球脑深部电刺激术(DBS)有效。

六、预后

约 1/3 的患者最终会发生严重残疾而被限制在轮椅或床上,儿童起病者更可能出现,另1/3 的患者轻度受累。

第六节 帕金森病

帕金森病(Parkinson disease,PD)也称为震颤麻痹(paralysis agitans,shaking palsy),是一种常见的神经系统变性疾病,临床上特征性表现为静止性震颤、运动迟缓、肌强直及姿势步态异常。病理特征是黑质多巴胺能神经元变性缺失和路易(Lewy)小体形成。

一、研究史

本病的研究已有 190 多年的历史。1817 年,英国医师 James Parkinson 发表了经典之作《震颤麻痹的论述》(*An Essay on the Shaking Palsy*),报告了 6 例患者,首次提出震颤麻痹一词。在此之前也有零散资料介绍过多种类型瘫痪性震颤疾病,但未确切描述过 PD 的特点。祖国医学对本病早已有过具体描述,但由于传播上的障碍,未被世人所知。在 Parkinson 之后,Marshall Hall 在《神经系统讲座》一书中报道一例患病 28 年的偏侧 PD 患者尸检结果,提出病变位于四叠体区。随后 Trousseau 描述了被 Parkinson 忽视的体征肌强直,还发现随疾病进展可出现智能障碍、记忆力下降和思维迟缓等。Charcot(1877)详细描述 PD 患者的语言障碍、步态改变及智力受损等特点。Lewy(1913)发现 PD 患者黑质细胞有奇特的内含物,后称为 Lewy 体,认为是 PD 的重要病理特征。

瑞典 Arvid Carlsson(1958)确定兔脑内含有 DA,而且纹状体内 DA 占脑内 70%,提出 DA 是脑内独立存在的神经递质。他因发现 DA 信号转导在运动控制中作用,成为 2000 年诺贝尔生理学与医学奖的得主之一。奥地利 Hornykiewicz(1963)发现 6 例 PD 患者纹状体和黑质部 DA 含量显著减少,认为 PD 可能由于 DA 缺乏所致,推动了抗 PD 药物左旋多巴(左旋多巴)的研制。Cotzias 等(1967)首次用左旋多巴口服治疗本病获得良好疗效。Birkmayer 和 Cotzia(1969)又分别将苄丝肼和卡比多巴与左旋多巴合用治疗 PD,使左旋多巴用量减少 90%，不良反应明显减轻。到 1975 年 Sinemet 和 Madopar 两种左旋多巴复方制剂上市，逐渐取代了左旋多巴，成为当今治疗 PD 最有效的药物之一。

Davis 等(1979)发现，注射非法合成的麻醉药品能产生持久性 PD。美国 Langston 等(1983)证明化学物质 1-甲基-4-苯基-1,2,3,6-四氢吡啶(MPTP)引起的 PD。1996 年意大利 PD 大家系研究发现致病基因 α-突触核蛋白(α-synuclein，α-SYN)突变，20 世纪 90 年代末美国和德国两个研究组先后报道*α-SYN*基因 2 个点突变(A53T，A30P)与某些家族性常染色体显性遗传 PD(ADPD)连锁，推动了遗传、环境因素、氧化应激等与 PD 发病机制的相关性研究。

二、流行病学

世界各国 PD 的流行病学资料表明，从年龄分布上看，大部分国家帕金森病人群发病率及患病率随年龄增长而增加，50 岁以上约为 500/100 000，60 岁以上约为 1 000/100 000；白种人发病率高于黄种人，黄种人高于黑种人。

我国进行的 PD 流行病学研究，选择北京、西安及上海 3 个相隔甚远的地区，在 79 个乡村和 58 个城镇，通过分层、多级、群体抽样选择 29 454 个年龄≥55 岁的老年人样本，应用横断层面模式进行 PD 患病率调查。依据标准化的诊断方案，确认 277 人罹患 PD，显示 65 岁或以上的老人 PD 患病率为 1.7%，估计中国年龄在 55 岁或以上的老年人中约有 170 万人患有 PD。这一研究提示，中国 PD 患病率相当于发达国家的水平，修正了中国是世界上 PD 患病率最低的国家的结论。预计随着我国人口的老龄化，未来我国正面临着大量的 PD 病例，将承受更大的 PD 负担。

三、病因及发病机制

特发性 PD 的病因未明。研究显示，农业环境如杀虫剂和除草剂使用，以及遗传因素等是 PD 较确定的危险因素。居住农村或橡胶厂附近、饮用井水、从事田间劳动、在工业化学品厂工作等也可能是危险因素。吸烟与 PD 发病间存在负相关，被认为是保护因素，但吸烟有众多危害性，不能因 PD 的“保护因素”而提倡吸烟。饮茶和喝咖啡者患病率也较低。

本病的发病机制复杂，可能与下列因素有关。

(一)环境因素

例如，20 世纪 80 年代初美国加州一些吸毒者因误用 MPTP，出现酷似原发性 PD 的某些病理变化、生化改变、症状和药物治疗反应，给猴注射 MPTP 也出现相似效应。鱼藤酮为脂溶性，可穿过血-脑屏障，研究表明鱼藤酮可抑制线粒体复合体Ⅰ活性，导致大量氧自由基和凋亡诱导因子产生，使DA能神经元变性。与MPP^+结构相似的百草枯及其他吡啶类化合物，也被证明与PD发病相关。利用MPTP和鱼藤酮制作的动物模型已成为PD实验研究的有效工具。锰剂和铁剂等也被报道参与了PD的发病。

(二)遗传因素

流行病学资料显示，近10%～15%的PD患者有家族史，呈不完全外显的常染色体显性或隐性遗传，其余为散发性PD。目前已定位13个PD的基因位点，分别被命名为*PARK*1-13，其中9个致病基因已被克隆。

1.常染色体显性遗传性PD致病基因

常染色体显性遗传性PD致病基因包括α-突触核蛋白基因(*PARK*1/*PARK*4)、*UCH-L*1基因(*PARK*5)、*LRRK*2基因(*PARK*8)、*GIGYF*2基因(*PARK*11)和*HTRA*2/*Omi*基因(*PARK*13)。①α-突触核蛋白(PARK1)基因定位于4号染色体长臂4q21～23，α-突触核蛋白可能增高DA能神经细胞对神经毒素的敏感性，α-突触核蛋白基因*A la*53*Thr*和*A la*39*Pro*突变导致α-突触核蛋白异常沉积，最终形成路易小体；②富亮氨酸重复序列激酶2(*LRRK*2)基因(*PARK*8)，是目前为止PD患者中突变频率最高的常染色体显性PD致病基因，与晚发性PD相关；③*HTRA*2也与晚发性PD相关；④泛素蛋白C末端羟化酶-L1(UCH-L1)为*PARK*5基因突变，定位于4号染色体短臂4p14。

2.常染色体隐性遗传性PD致病基因

常染色体隐性遗传性PD致病基因包括*Parkin*基因(*PARK*2)、*PINK*1基因(*PARK*6)、*DJ*-1基因(*PARK*7)和*ATP*13*A*2基因(*PARK*9)。

(1)*Parkin*基因定位于6号染色体长臂6q25.2～27，基因突变常导致Parkin蛋白功能障碍，酶活性减弱或消失，造成细胞内异常蛋白质沉积，最终导致DA能神经元变性。Parkin基因突变是早发性常染色体隐性家族性PD的主要病因之一。

(2)*ATP*13*A*2基因突变在亚洲人群中较为多见，与常染色体隐性遗传性早发性PD相关，该基因定位在1号染色体，包含29个编码外显子，编码1 180个氨基酸的蛋白质，属于三磷酸腺苷酶的P型超家族，主要利用水解三磷酸腺苷释能驱动物质跨膜转运，ATPl3A2蛋白的降解途径主要有2个:溶酶体通路和蛋白酶体通路。蛋白酶体通路的功能障碍是导致神经退行性病变的因素之一，蛋白酶体通路E3连接酶Parkin蛋白的突变可以导致PD的发生。

(3)*PINK*1基因最早在3个欧洲PD家系中发现，该基因突变分布广泛，在北美、亚洲及中国台湾地区均有报道，该基因与线粒体的融合、分裂密切相关，且与*Parkin*、*DJ*-1和*Htra*2等PD致病基因间存在相互作用，提示其在PD发病机制中发挥重要作用。

(4)DJ-1蛋白是氢过氧化物反应蛋白，参与机体氧化应激。*DJ*-1基因突变后DJ-1蛋白功能受损，增加氧化应激反应对神经元的损害。*DJ*-1基因突变与散发性早发性PD的发病有关。

3.细胞色素*P*450*2D*6基因和某些线粒体DNA突变

细胞色素*P*450*2D*6基因和某些线粒体DNA突变可能是PD发病易感因素之一，可能使P450酶活性下降，使肝脏解毒功能受损，易造成MPTP等毒素对黑质纹状体损害。

(三)氧化应激与线粒体功能缺陷

氧化应激是PD发病机制的研究热点。自由基可使不饱和脂肪酸发生脂质过氧化(LPO)，后者可氧化损伤蛋白质和DNA，导致细胞变性死亡。PD患者由于B型单胺氧化酶(MAO-B)活性增高，可产生过量OH−，破坏细胞膜。在氧化的同时，黑质细胞内DA氧化产物聚合形成神经黑色素，与铁结合产生Fenton反应可形成OH−。在正常情况下细胞内有足够的抗氧化物质，如脑内的谷胱甘肽(GSH)、谷胱甘肽过氧化物酶(GSH-PX)和超氧化物歧化酶(SOD)等，因而DA氧化产生自由基不会产生氧化应激，保证免遭自由基损伤。PD患者黑质部还原型GSH降低和LPO增加，铁离子(Fe^{2+})浓度增高和铁蛋白含量降低，使黑质成为易受氧化应激侵袭的部位。近年发现线粒体功能缺陷在PD发病中起重要作用。对PD患者线粒体功能缺陷认识源于对MPTP作用机制研究，MPTP通过抑制黑质线粒体呼吸链复合物Ⅰ活性导致PD。体外实验证实MPTP活性成分MPP^+能造成MES 23.5细胞线粒体膜电势下降，氧自由基生成增加。PD患者黑质线粒体复合物Ⅰ活性可降低32%～38%，复合物Ⅰ活性降低使黑质细胞对自由基损伤敏感性显著增加。在多系统萎缩及进行性核上性麻痹患者黑质中未发现复合物Ⅰ活性改变，表明PD黑质复合物Ⅰ活性降低可能是PD相对特异性改变。PD患者存在线粒体功能缺陷可能与遗传和环境因素有关，研究提示PD患者存在线粒体DNA突变，复合物Ⅰ是由细胞核和线粒体两个基因组编码翻译，两组基因任何片段缺损都可影响复合物Ⅰ功能。近年来*PARK*1基因突变受到普遍重视，它的编码蛋白就位于线粒体内。

(四)免疫及炎性机制

Abramsky(1978)提出PD发病与免疫/炎性机制有关。研究发现PD患者细胞免疫功能降低,白介素-1(IL-1)活性降低明显。PD患者脑脊液(CSF)中存在抗DA能神经元抗体。细胞培养发现,PD患者的血浆及CSF中的成分可抑制大鼠中脑DA能神经元的功能及生长。采用立体定向技术将PD患者血IgG注入大鼠一侧黑质,黑质酪氨酸羟化酶(TH)及DA能神经元明显减少,提示可能有免疫介导性黑质细胞损伤。许多环境因素如MPTP、鱼藤酮、百草枯、铁剂等诱导的DA能神经元变性与小胶质细胞激活有关,小胶质细胞是脑组织主要的免疫细胞,在神经变性疾病发生中小胶质细胞不仅是简单的"反应性增生",而且参与了整个病理过程。小胶质细胞活化后可通过产生氧自由基等促炎因子,对神经元产生毒性作用。DA能神经元对氧化应激十分敏感,而活化的小胶质细胞是氧自由基产生的主要来源。此外,中脑黑质是小胶质细胞分布最为密集的区域,决定了小胶质细胞的活化在PD发生、发展中有重要作用。

(五)年龄因素

PD主要发生于中老年,40岁以前很少发病。研究发现自30岁后黑质DA能神经元、酪氨酸羟化酶(TH)和多巴脱羧酶(DDC)活力,以及纹状体DA递质逐年减少,DA的D_1和D_2受体密度减低。然而,罹患PD的老年人毕竟是少数,说明生理性DA能神经元退变不足以引起PD。只有黑质DA能神经元减少50%以上,纹状体DA递质减少80%以上,临床才会出现PD症状,老龄只是PD的促发因素。

(六)泛素-蛋白酶体系统功能异常

泛素-蛋白酶体系统(ubiquitin-proteasome system,UPS)可选择性降低细胞内的蛋白质,在细胞周期性增殖及凋亡相关蛋白的降解中发挥重要作用。Parkin基因突变常导致UPS功能障碍,不能降解错误折叠的蛋白,错误折叠蛋白的过多异常聚集则对细胞有毒性作用,引起氧化应激增强和线粒体功能损伤。应用蛋白酶体抑制剂已经构建成模拟PD的细胞模型。

(七)兴奋性毒性作用

应用微透析及高压液相色谱(HPLC)检测发现,由MPTP制备的PD猴模型纹状体中兴奋性氨基酸(谷氨酸、天门冬氨酸)含量明显增高。若细胞外间隙谷氨酸浓度异常增高,过度刺激受体可对中枢神经系统产生明显毒性作用。动物实验发现,脑内注射微量谷氨酸可导致大片神经元坏死,谷氨酸兴奋性神经毒作用是通过 N-甲基-*D*-天冬氨酸受体(N-methyl-*D*-aspartic acid receptor, NMDA)介导的,与 DA 能神经元变性有关。谷氨酸可通过激活 NMDA 受体产生一氧化氮(NO)损伤神经细胞,并释放更多的兴奋性氨基酸,进一步加重神经元损伤。

(八)细胞凋亡

PD 发病过程存在细胞凋亡及神经营养因子缺乏等。细胞凋亡是 PD 患者 DA 能神经元变性的基本形式,许多基因及其产物通过多种机制参与 DA 能神经元变性的凋亡过程。此外,多种迹象表明多巴胺转运体和囊泡转运体的异常表达与 DA 能神经元的变性直接相关。其他如神经细胞自噬、钙稳态失衡可能也参与帕金森病的发病。

目前,大多数学者认同 PD 并非单一因素引起,是由遗传、环境因素、免疫/炎性因素、线粒体功能衰竭、兴奋性氨基酸毒性、神经细胞自噬及老化等多种因素通过多种机制共同作用所致。

四、病理及病理生理

(一)病理

PD 主要病理改变是含色素神经元变性、缺失,黑质致密部 DA 能神经元最显著。镜下可见神经细胞减少,黑质细胞黑色素消失,黑色素颗粒游离散布于组织和巨噬细胞内,伴不同程度神经胶质增生。正常人黑质细胞随年龄增长而减少,黑质细胞 80 岁时从原有 42.5 万减至 20 万个,PD 患者少于 10 万个,出现症状时 DA 能神经元丢失 50%以上,蓝斑、中缝核、迷走神经背核、苍白球、壳核、尾状核及丘脑底核等也可见轻度改变。

残留神经元胞质中出现嗜酸性包涵体路易小体(Lewy body)是本病重要的病理特点,Lewy 小体是细胞质蛋白质组成的玻璃样团块,中央有致密核心,周围有细丝状晕圈。一个细胞有时可见多个大小不同的 Lewy 小体,见于约 10%的残存细胞,黑质明显,苍白球、纹状体及蓝斑等亦可见,α-突触核蛋白和泛素是 Lewy 小体的重要组分。α-突触核蛋白在许多脑区含量丰富,多集中于神经元突触前末梢。在小鼠或果蝇体内过量表达 α-突触核蛋白可产生典型的 PD 症状。尽管 α-突触核蛋白基因突变仅出现在小部分家族性 PD 患者中,但该基因表达的蛋白是路易小体的主要成分,提示它在 PD 发病过程中起重要作用。

(二)病理生理

PD 最显著的生物化学特征是脑内 DA 含量减少。DA 和乙酰胆碱(ACh)作为纹状体两种重要神经递质，功能相互拮抗，两者平衡对基底核环路活动起重要的调节作用。脑内 DA 递质通路主要为黑质-纹状体系，黑质致密部 DA 能神经元自血流摄入左旋酪氨酸，在细胞内酪氨酸羟化酶（TH）作用下形成左旋多巴→经多巴胺脱羧酶（DDC）→DA→通过黑质-纹状体束，DA 作用于壳核、尾状核突触后神经元，最后被分解成高香草酸（HVA）。由于特发性帕金森病 TH 和 DDC 减少，使 DA 生成减少。单胺氧化酶 B（MAO-B）抑制剂减少神经元内 DA 分解代谢，增加脑内 DA 含量。儿茶酚-氧位-甲基转移酶（COMT）抑制剂减少左旋多巴外周代谢，维持左旋多巴稳定血浆浓度（图 2-1），可用于 PD 治疗。

PD 患者黑质 DA 能神经元变性丢失，黑质-纹状体 DA 通路变性，纹状体 DA 含量显著降低（＞80%），使 ACh 系统功能相对亢进，是导致肌张力增高、动作减少等运动症状的生化基础。此外，中脑-边缘系统和中脑-皮质系统 DA 含量亦显著减少，可能导致智能减退、行为情感异常、言语错乱等高级神经活动障碍。DA 递质减少程度与患者症状严重度一致，病变早期通过 DA 更新率增加（突触前代偿）和 DA 受体失神经后超敏现象（突触后代偿），临床症状可能不明显（代偿期），随疾病的进展可出现典型 PD 症状（失代偿期）。基底核其他递质或神经肽如去甲肾上腺素（NE）、5-羟色胺（5-HT）、P 物质（SP）、脑啡肽（ENK）、生长抑素（SS）等也有变化。

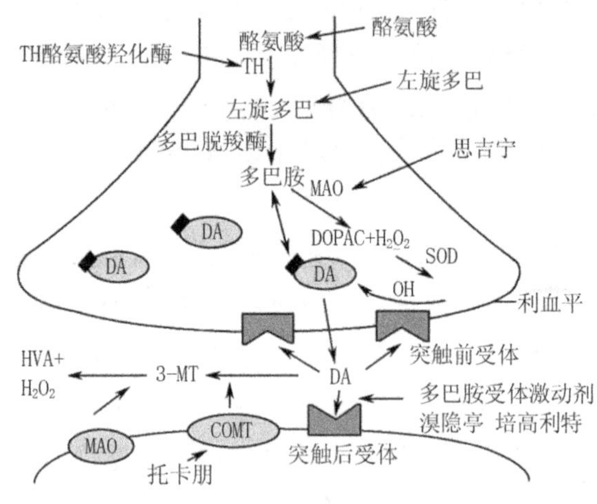

图 2-1　多巴胺的合成和代谢

五、临床表现

PD 通常在 40～70 岁发病，60 岁后发病率增高，在 30 多岁前发病者少见，男性略多。起病隐袭，发展缓慢，主要表现静止性震颤、肌张力增高、运动迟缓和姿势步态异常等，症状出现孰先孰后可因人而异。首发症状以震颤最多见(60%～70%)，其次为步行障碍(12%)、肌强直(10%)和运动迟缓(10%)。症状常自一侧上肢开始，逐渐波及同侧下肢、对侧上肢与下肢，呈N字形的进展顺序(65%～70%)；25%～30%的病例可自一侧的下肢开始，两侧下肢同时开始极少见，不少病例疾病晚期症状仍存在左右差异。

(一)静止性震颤

常为PD的首发症状，多由一侧上肢远端(手指)开始，逐渐扩展到同侧下肢及对侧肢体，上肢震颤幅度较下肢明显，下颌、口唇、舌及头部常最后受累。典型表现静止性震颤，拇指与屈曲示指呈搓丸样动作，节律4～6 Hz，静止时出现，精神紧张时加重，随意动作时减轻，睡眠时消失；常伴交替旋前与旋后、屈曲与伸展运动。令患者活动一侧肢体如握拳或松拳，可引起另侧肢体出现震颤，该试验有助于发现早期轻微震颤。少数患者尤其是70岁以上发病者可能不出现震颤。部分患者可合并姿势性震颤。

(二)肌强直

锥体外系病变导致屈肌与伸肌张力同时增高，关节被动运动时始终保持阻力增高，似弯曲软铅管，称为铅管样强直，如患者伴有震颤，检查者感觉在均匀阻力中出现断续停顿，如同转动齿轮，称为齿轮样强直，是肌强直与静止性震颤叠加所致。这两种强直与锥体束受损的折刀样强直不同，后者可伴腱反射亢进及病理征。以下的临床试验有助于发现轻微的肌强直：①令患者运动对侧肢体，被检肢体肌强直可更明显；②头坠落试验，患者仰卧位，快速撤离头下枕头时头常缓慢落下，而非迅速落下；③令患者把双肘置于桌上，使前臂与桌面成垂直位，两臂及腕部肌肉尽量放松，正常人此时腕关节与前臂约成90°角屈曲，PD患者腕关节或多或少保持伸直，好像竖立的路标，称为“路标现象”。老年患者肌强直可能引起关节疼痛，是肌张力增高使关节血供受阻所致。

(三)运动迟缓

表现为随意动作减少，包括始动困难和运动迟缓，因肌张力增高、姿势反射障碍出现一系列特征性运动障碍症状，如起床、翻身、步行和变换方向时运动迟缓，面部表情肌活动减少，常双眼凝视，瞬目减少，呈面具脸；以及手指精细动作如扣纽扣、系鞋带等困难，书写时字越写越小，称为写字过小征等。口、咽、腭肌运动障碍，使讲话缓慢，语音低沉单调，流涎等，严重时吞咽困难。

(四)姿势步态异常

患者四肢、躯干和颈部肌强直呈特殊屈曲体姿,头部前倾,躯干俯屈,上肢肘关节屈曲,腕关节伸直,前臂内收,指间关节伸直,拇指对掌。下肢髋关节与膝关节均略呈弯曲,随疾病进展姿势障碍加重,晚期自坐位、卧位起立困难。早期下肢拖曳,逐渐变为小步态,起步困难,起步后前冲,愈走愈快,不能及时停步或转弯,称慌张步态,行走时上肢摆动减少或消失;因躯干僵硬,转弯时躯干与头部联带小步转弯,与姿势平衡障碍导致重心不稳有关。患者害怕跌倒,遇小障碍物也要停步不前。

(五)非运动症状

PD的非运动症状包括疾病早期常出现的嗅觉减退、快动眼期睡眠行为障碍、便秘等症状。

(1)嗅觉缺失经常出现在运动症状前,是PD的早期特征,嗅觉检测作为一种可能的生物学标记物,有助于将来对PD高危人群的识别。

(2)抑郁症在PD患者中常见,约占患者的50%,多为疾病本身的表现,患者可能同时伴有5-羟色胺递质功能减低;通常应用5-羟色胺再摄取抑制剂,如舍曲林50 mg、西酞普兰20 mg等治疗可改善。运动症状好转常可使抑郁症状缓解。

(3)快动眼期睡眠行为障碍(RBD)可见于30%的PD患者,20%~38%的RBD患者可能发展为PD。与正常人相比,RBD患者存在明显的嗅觉障碍、颜色辨别力及运动速度受损。功能影像学显示特发性RBD患者纹状体内存在多巴胺转运体减少,RBD同样可能是PD的早期标志物,其确切的病理基础尚不清楚,可能与蓝斑下核及桥脚核等下位脑干病变有关。

(4)便秘是PD患者的常见症状,具有顽固性、反复性、波动性及难治性等特点。可能与肠系膜神经丛的神经元变性导致胆碱能功能降低,胃肠道蠕动减弱有关,此外,抗胆碱药等抗PD药物可使蠕动功能下降,加重便秘。

(5)其他症状:诸如皮脂腺、汗腺分泌亢进引起脂颜、多汗,交感神经功能障碍导致直立性低血压等;部分患者晚期出现轻度认知功能减退或痴呆、视幻觉等,通常不严重。

(六)辅助检查

(1)PD患者的CT、MRI检查通常无特征性异常。

(2)生化检测:高效液相色谱-电化学法(HPLC-EC)检测患者CSF和尿中高香草酸(HVA)含量降低,放免法检测CSF中生长抑素含量降低。血及脑脊液常规检查无异常。

(3)基因及生物标志物:家族性PD患者可采用DNA印迹技术、PCR、DNA序列分析等检测基因突变。采用蛋白组学等技术检测血清、CSF、唾液中α-突触核蛋白、DJ-1等潜在的早期PD生物学标志物。

(4)超声检查可见对侧中脑黑质的高回声(图2-2)。

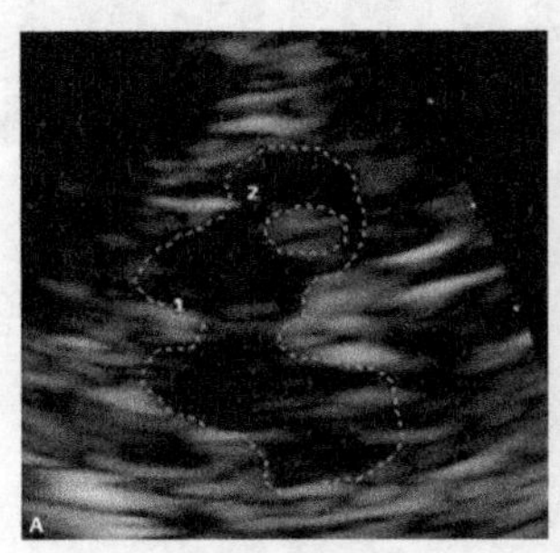
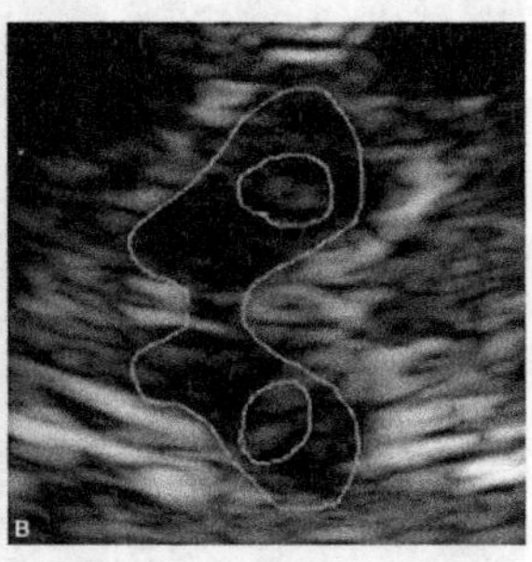

图2-2 PD的超声表现

A.偏侧PD对侧中脑黑质出现高回声;B.双侧PD两侧中脑黑质出现高回声

(5)功能影像学检测。①DA受体功能显像:PD纹状体DA受体,主要是D_2受体功能发生改变,PET和SPECT可动态观察DA受体,SPECT较简便经济,特异性D_2受体标记物^{123}碘Iodobenzamide(^{123}I-IBZM)合成使SPECT应用广泛;②DA转运体(dopa-mine transporter,DAT)功能显像:纹状体突触前膜DAT可调控突触间隙中DA有效浓度,使DA对突触前和突触后受体发生时间依赖性激动,早期PD患者DAT功能较正常下降31%~65%,应用^{123}I-β-CIT PET或^{98m}Tc-TRODAT-1 SPECT可检测DAT功能,用于PD早期和亚临床诊断(图2-3);③神经递质功能显像:^{18}F-dopa透过血-脑屏障入脑,多巴脱羧酶将^{18}F-dopa转化为^{18}F-DA,PD患者纹状体区^{18}F-dopa放射性聚集较正常人明显减低,提示多巴脱羧酶活性降低。

(6)药物试验:目前临床已很少采用。

1)左旋多巴试验:①试验前24小时停用左旋多巴、多巴胺受体激动剂、抗胆碱能药、抗组胺药;②试验前30分钟和试验开始前各进行1次临床评分;③早8~9时患者排尿便,然后口服375~500 mg多巴丝肼;④服药45~150分钟按UPDRS-Ⅲ量表测试患者的运动功能;⑤病情减轻为阳性反应。

2)多巴丝肼弥散剂试验:药物吸收快,很快达到有效浓度,代谢快,用药量较小,可短时间(10~30分钟)内确定患者对左旋多巴反应。对PD诊断、鉴别诊断及药物选择等有价值。

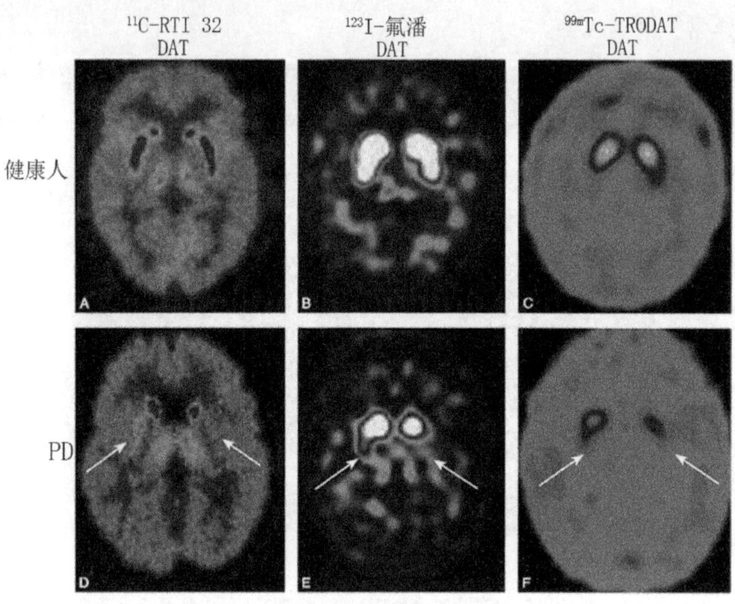

图 2-3　脑功能影像

（注：显示 PD 患者的纹状体区 DAT 活性降低。）

3）阿扑吗啡试验：①②项同左旋多巴试验；③皮下注射阿扑吗啡 2 mg；④用药后 30～120 分钟，测试患者的运动功能，病情减轻为阳性反应，如阴性可分别隔 4 小时用 3 mg、5 mg 或 10 mg 阿扑吗啡重复试验。

六、诊断及鉴别诊断

（一）诊断

英国 PD 协会脑库（UKPDBB）诊断标准以及中国 PD 诊断标准均依据中老年发病，缓慢进展性病程，必备运动迟缓及至少具备静止性震颤、肌强直或姿势步态障碍中的一项，结合对左旋多巴治疗敏感即可做出临床诊断（表 2-3）。联合嗅觉、经颅多普勒超声及功能影像（PET/SPECT）检查有助于早期发现临床前 PD。PD 的临床与病理诊断符合率约为 80%。

表 2-3　英国 PD 协会脑库（UKPDBB）临床诊断标准

包括标准	排除标准	支持标准
运动迟缓（随意运动启动缓慢，伴随重复动作的速度和幅度进行性减少）	反复卒中病史，伴随阶梯形进展的 PD 症状	确诊 PD 需具备以下 3 个或 3 个以上的条件

续表

包括标准	排除标准	支持标准
并至少具备以下中的一项：肌强直；4～6 Hz 静止性震颤；不是由于视力、前庭或本体感觉障碍导致的姿势不稳	反复脑创伤病史	单侧起病
	明确的脑炎病史	静止性震颤
	动眼危象	疾病逐渐进展
	在服用抗精神病类药物过程中出现症状	持久性的症状不对称，以患侧受累更重
	一个以上的亲属发病	左旋多巴治疗有明显疗效(70%～100%)
	病情持续好转	严重的左旋多巴诱导的舞蹈症
	起病 3 年后仍仅表现单侧症状	左旋多巴疗效持续 5 年或更长时间
	核上性凝视麻痹	临床病程 10 年或更长时间
	小脑病变体征	
	疾病早期严重的自主神经功能紊乱	
	早期严重的记忆、语言和行为习惯紊乱的痴呆	
	Batinski 征阳性	
	CT 扫描显示脑肿瘤或交通性脑积水	
	大剂量左旋多巴治疗无效(排除吸收不良导致的无效)	
	MPTP 接触史	

(二)鉴别诊断

PD 主要需与其他原因引起的帕金森综合征鉴别(表 2-4)。在所有帕金森综合征中，约 75%为原发性 PD，约 25%为其他原因引起的帕金森综合征。

1.继发性帕金森综合征

有明确的病因可寻，如感染、药物、中毒、脑动脉硬化、创伤等。继发于甲型脑炎(即昏睡性脑炎)后的帕金森综合征，目前已罕见。多种药物均可导致药物性帕金森综合征，一般是可逆的。在拳击手中偶见头部创伤引起的帕金森综合征。老年人基底核区多发性腔隙性梗死可引起血管性帕金森综合征，患者有高血压、动脉硬化及卒中史，步态障碍较明显，震颤少见，常伴锥体束征。

表 2-4　PD与帕金森综合征的鉴别

鉴别
1.原发性 PD
少年型帕金森综合征
2.继发性(后天性、症状性)帕金森综合征
感染:脑炎后、慢病毒感染
药物:神经安定剂(吩噻嗪类及丁酰苯类)、利血平、甲氧氯普胺、α-甲基多巴、锂剂、氟桂利嗪、桂利嗪
毒物:MPTP 及其结构类似的杀虫剂和除草剂、一氧化碳、锰、汞、二硫化碳、甲醇、乙醇
血管性:多发性脑梗死、低血压性休克
创伤:拳击性脑病
其他:甲状旁腺功能异常、甲状腺功能减退、肝脑变性、脑瘤、正压性脑积水
3.遗传变性性帕金森综合征
常染色体显性遗传路易小体病、亨廷顿病、肝豆状核变性、Hallervorden-Spatz 病、橄榄脑桥小脑萎缩、脊髓小脑变性、家族性基底核钙化、家族性帕金森综合征伴周围神经病、神经棘红细胞增多症、苍白球黑质变性
4.多系统变性(帕金森叠加征群)
进行性核上性麻痹、Shy-Drager 综合征、纹状体黑质变性、帕金森综合征-痴呆-肌萎缩性侧索硬化复合征、皮质基底核变性、阿尔茨海默病、偏侧萎缩-偏侧帕金森综合征

2.伴发于其他神经变性疾病的帕金森综合征

不少神经变性疾病具有帕金森综合征表现。这些神经变性疾病各有其特点，有些为遗传性，有些为散发的，除程度不一的帕金森症状外，还有其他症状，如不自主运动、垂直性眼球凝视障碍(见于进行性核上性麻痹)、直立性低血压(Shy-Drager 综合征)、小脑性共济失调(橄榄脑桥小脑萎缩)、出现较早且严重的痴呆(路易体痴呆)、角膜色素环(肝豆状核变性)、皮质复合感觉缺失、锥体束征和失用、失语(皮质基底核变性)等。此外，所伴发的 PD 症状，经常以强直、少动为主，静止性震颤很少见，对左旋多巴治疗不敏感。

3.早期患者须与原发性震颤、抑郁症、脑血管病鉴别

(1)原发性震颤较常见，约 1/3 的患者有家族史，在各年龄期均可发病，姿势性或动作性震颤为唯一的表现，无肌强直和运动迟缓，饮酒或用普萘洛尔后震颤可显著减轻。

(2)抑郁症可伴表情贫乏、言语单调、随意运动减少,但无肌强直和震颤,抗抑郁剂治疗有效。

(3)早期 PD 症状限于一侧肢体,患者常主诉一侧肢体无力或不灵活,若无震颤,易误诊为脑血管病,询问原发病和仔细体检易于鉴别。

七、治疗原则

PD 的治疗原则是采取综合治疗,包括药物治疗、手术治疗、康复治疗、心理治疗等,目前应用的所有治疗手段,只能改善症状,不能阻止病情发展。其中药物治疗是首选的主要的治疗手段。

八、药物治疗

(一)药物治疗原则

应从小剂量开始,缓慢递增,以较小剂量达到较满意的疗效。治疗应考虑个体化特点,用药选择不仅要考虑病情特点,而且要考虑患者的年龄、就业状况、经济承受能力等因素。药物治疗目标是延缓疾病进展、控制症状,并尽可能延长症状控制的年限,同时尽量减少药物不良反应和并发症。

(二)保护性治疗

目的是延缓疾病发展,改善患者症状。原则上,PD 一旦被诊断就应及早进行保护性治疗。目前临床应用的保护性治疗药物主要是单胺氧化酶 B 型(MAO-B)抑制剂。曾报道司来吉兰+维生素 E 疗法(deprenyl and tocopherol an-tioxidation therapy of parkinsonism,DATATOP)可推迟使用左旋多巴、延缓疾病发展约 9 个月,可用于早期轻症 PD 患者;但司来吉兰的神经保护作用仍未定论。多巴胺受体激动剂和辅酶 Q_{10} 也可能有神经保护作用。

(三)症状性治疗

选择药物的原则如下。

1.老年前期(<65 岁)患者,且不伴智能减退

(1)多巴胺受体激动剂。

(2)MAO-B 抑制剂司来吉兰,或加用维生素 E。

(3)复方左旋多巴+儿茶酚-氧位-甲基转移酶(COMT)抑制剂。

(4)金刚烷胺和/或抗胆碱能药:震颤明显而其他抗 PD 药物效果不佳时,可试用抗胆碱能药。

(5)复方左旋多巴:一般在①、②、④方案治疗效果不佳时加用。在某些患

者，如果出现认知功能减退，或因特殊工作之需，需要显著改善运动症状，复方左旋多巴也可作为首选。

2.老年期(≥65 岁)患者或伴智能减退

首选复方左旋多巴，必要时可加用多巴胺受体激动剂、MAO-B 抑制剂或 COMT 抑制剂。尽可能不用苯海索，尤其老年男性患者，除非有严重震颤，并明显影响患者的日常生活或工作能力时。

(四)治疗药物

1.抗胆碱能药

抑制 ACh 的活力，可提高脑内 DA 的效应和调整纹状体内的递质平衡，临床常用盐酸苯海索。对震颤和强直有效，对运动迟缓疗效较差，适于震颤明显年龄较轻的患者。常用 1～2 mg 口服，每天 3 次。该药改善症状短期效果较明显，但常见口干、便秘和视物模糊等不良反应，偶可见神经精神症状。闭角型青光眼及前列腺肥大患者禁用。中国指南建议苯海索由于有较多的不良反应，尽可能不用，尤其老年男性患者。

2.金刚烷胺

促进神经末梢 DA 释放，阻止再摄取，可轻度改善少动、强直和震颤等。起始剂量 50 mg，每天2～3 次，1 周后增至 100 mg，每天 2～3 次，一般不超过 300 mg/d，老年人不超过 200 mg/d。药效可维持数月至一年。不良反应较少，如不安、意识模糊、下肢网状青斑、踝部水肿和心律失常等，肾功能不全、癫痫、严重胃溃疡和肝病患者慎用，哺乳期妇女禁用。

3.左旋多巴及复方左旋多巴

PD 患者迟早要用到左旋多巴治疗。左旋多巴可透过血-脑屏障，被脑 DA 能神经元摄取后脱羧变为 DA，改善症状，对震颤、强直、运动迟缓等运动症状均有效。由于 95%以上的左旋多巴在外周脱羧成为 DA，仅约 1%通过血-脑屏障进入脑内，为减少外周不良反应，增强疗效，多用左旋多巴与外周多巴脱羧酶抑制剂(DCI)按4∶1制成的复方左旋多巴制剂，用量较左旋多巴减少 3/4。

(1)复方左旋多巴剂型：包括标准片、控释片、水溶片等。

1)标准片：多巴丝肼(Madopar)由左旋多巴与苄丝肼按 4∶1 组成，多巴丝肼 250 为左旋多巴 200 mg加苄丝肼 50 mg，多巴丝肼 125 为左旋多巴 100 mg 加苄丝肼 25 mg；国产多巴丝肼胶囊成分与多巴丝肼相同。息宁(Sinemet) 250 和Sinemet 125 是由左旋多巴与卡比多巴按 4∶1 组成。

2)控释片：有多巴丝肼液体动力平衡系统(madopar-HBS)和息宁控释片

(sinemet CR)。①多巴丝肼-HBS:剂量为 125 mg,由左旋多巴 100 mg 加苄丝肼 25 mg及适量特殊赋形剂组成。口服后药物在胃内停留时间较长,药物基质表面先形成水化层,通过弥散作用逐渐释放,在小肠 pH 较高的环境中逐渐被吸收。多种因素可影响药物的吸收,如药物溶解度、胃液与肠液的 pH、胃排空时间等。本品不应与制酸药同时服用。②息宁控释片(sinemet CR):左旋多巴 200 mg 加卡比多巴50 mg,制剂中加用单层分子基质结构,药物不断溶释,达到缓释效果,口服后 120～150 分钟达到血浆峰值浓度;片中间有刻痕,可分为半片服用。

3)水溶片:弥散型多巴丝肼,剂量为 125 mg,由左旋多巴 100 mg 加苄丝肼 25 mg组成。其特点是易在水中溶解,吸收迅速,很快达到治疗阈值浓度。

(2)用药时机:何时开始复方左旋多巴治疗尚有争议,长期用药会产生疗效减退、症状波动及异动症等运动并发症。一般应根据患者年龄、工作性质、症状类型等决定用药。年轻患者可适当推迟使用,患者因职业要求不得不用左旋多巴时应与其他药物合用,减少复方左旋多巴剂量。年老患者可早期选用左旋多巴,因发生运动并发症机会较少,对合并用药耐受性差。

(3)用药方法:从小剂量开始,根据病情逐渐增量,用最低有效量维持。①标准片:复方左旋多巴开始用 62.5 mg(1/4 片),每天 2～4 次,根据需要逐渐增至 125 mg,每天3～4 次;最大剂量一般不超过 250 mg,每天 3～4 次;空腹(餐前 1 小时或餐后 2 小时)用药疗效好。②控释片:优点是减少服药次数,有效血药浓度稳定,作用时间长,可控制症状波动;缺点是生物利用度较低,起效缓慢,标准片转换成为控释片时每天剂量应相应增加并提前服用;适于症状波动或早期轻症患者。③水溶片:易在水中溶解,吸收迅速,10 分钟起效,作用维持时间与标准片相同,该剂型适用于有吞咽障碍或置鼻饲管、清晨运动不能、“开-关”现象和剂末肌张力障碍患者。

(4)运动并发症及其他药物不良反应:主要有周围性和中枢性两类,前者为恶心、呕吐、低血压、心律失常(偶见);后者有症状波动、异动症和精神症状等。前者的不良反应可以通过小剂量开始渐增剂量、餐后服药、加用多潘立酮等可避免或减轻上述症状。后者的不良反应都在长期用药后发生,一般经过 5 年治疗后,约 50%患者会出现症状波动或异动症等运动并发症。具体处理详见本节运动并发症的治疗。

4.DA 受体激动剂

DA 受体包括 5 种类型,D_1 受体和 D_2 受体亚型与 PD 治疗关系密切。DA 受体激动剂可:①直接刺激纹状体突触后 DA 受体,不依赖于多巴脱羧酶将左旋多巴转化为DA发挥效应;②血浆半衰期(较复方左旋多巴)长;③推测可持续而非波动性刺激DA受体,预防或延迟运动并发症发生;PD早期单用DA受体激动剂有效,若与复方左旋多巴合用,可提高疗效,减少复方左旋多巴用量,且可减少或避免症状波动或异动症的发生。

(1)适应证:PD后期患者用复方左旋多巴治疗产生症状波动或异动症,加用DA受体激动剂可减轻或消除症状,减少复方左旋多巴用量。疾病后期黑质纹状体DA能系统缺乏多巴脱羧酶,不能把外源性左旋多巴脱羧转化为DA,用复方左旋多巴无效,用DA受体激动剂可能有效。发病年纪轻的早期患者可单独应用,应从小剂量开始,渐增量至获得满意疗效。不良反应与复方左旋多巴相似,症状波动和异动症发生率低,直立性低血压和精神症状发生率较高。

(2)该类药物有两种类型:麦角类和非麦角类。目前大多推荐非麦角类DA受体激动剂,尤其是年轻患者病程初期。这类长半衰期制剂能避免对纹状体突触后膜DA受体产生"脉冲"样刺激,从而预防或减少运动并发症的发生。麦角类DA受体激动剂可导致心脏瓣膜病和肺胸膜纤维化,多不主张使用。

1)非麦角类:被美国神经病学学会、运动障碍学会,以及我国帕金森病治疗指南推荐为一线治疗药物。①普拉克索:新一代选择性D_2、D_3受体激动剂,开始0.125 mg,每天3次,每周增加0.125 mg,逐渐加量至0.5~1.0 mg,每天3次,最大不超过4.5 mg/d;服用左旋多巴的PD晚期患者加服普拉克索可改善左旋多巴不良反应,对震颤和抑郁有效。②罗匹尼罗(ropinirole):用于早期或进展期PD,开始0.25 mg,每天3次,逐渐加量至2~4 mg,每天3次,症状波动和异动症发生率低,常见意识模糊、幻觉及直立性低血压。③吡贝地尔(泰舒达缓释片):缓释型选择性D_2、D_3受体激动剂,对中脑-皮质和边缘叶通路D_3受体有激动效应,改善震颤作用明显,对强直和少动也有作用;初始剂量50 mg,每天1次,第2周增至50 mg,每天2次,有效剂量150 mg/d,分3次口服,最大不超过250 mg/d。④罗替戈汀:一种透皮贴剂,有4.5 mg/10 cm^2,8 mg/20 cm^2,13.5 mg/30 cm^2,18 mg/40 cm^2等规格;早期使用4.5 mg/10 cm^2,以后视病情发展及治疗反应可增大剂量,均每天1贴;治疗PD优势为可连续、持续释放药物,消除首关效应,提供稳态血药水平,避免对DA受体脉冲式刺激,减少口服药治疗突然"中断"状态,减少服左旋多巴等药物易引起运动波动、"开-关"现象等。⑤阿扑吗啡:D_1和D_2受体激动剂,可显著减少"关期"状态,对症状波动,尤其是"开-关"现象和肌张力障碍疗效明显,采取笔式注射法给药后5~15分钟起效,有效作用时间60分钟,每次给药0.5~2 mg,每天可用多次,便携式微泵皮下持续灌注可使患者每天保持良好运动功能；也可经鼻腔给药。

2）麦角类：①溴隐亭，D_2 受体激动剂，开始 0.625 mg/d，每隔 3～5 天增加 0.625 mg，通常治疗剂量 7.5～15 mg/d，分 3 次口服；不良反应与左旋多巴类似，错觉和幻觉常见，精神病病史患者禁用，相对禁忌证包括近期心肌梗死、严重周围血管病和活动性消化性溃疡等。②α-二氢麦角隐亭，2.5 mg，每天 2 次，每隔 5 天增加 2.5 mg，有效剂量 30～50 mg/d，分 3 次口服。上述四种药物之间的参考剂量转换为吡贝地尔∶普拉克索∶溴隐亭∶α-二氢麦角隐亭为100∶1∶10∶60。③卡麦角林，所有 DA 受体激动剂中半衰期最长（70 小时），作用时间最长，适于 PD 后期长期应用复方左旋多巴产生症状波动和异动症患者，有效剂量 2～10 mg/d，平均 4 mg/d，只需每天1 次，较方便。④利舒脲，具有较强的选择性 D_2 受体激动作用，对 D_1 受体作用很弱。按作用剂量比，其作用较溴隐亭强 10～20 倍，但作用时间短于溴隐亭；其 $t_{1/2}$ 短（平均2.2 小时），该药为水溶性，可静脉或皮下输注泵应用，主要用于因复方左旋多巴治疗出现明显的“开-关”现象者；治疗须从小剂量开始，0.05～0.1 mg/d，逐渐增量，平均有效剂量为 2.4～4.8 mg/d。

5.单胺氧化酶 B（MAO-B）抑制剂

抑制神经元内 DA 分解，增加脑内 DA 含量。合用复方左旋多巴有协同作用，减少左旋多巴约 1/4 用量，延缓“开-关”现象。MAO-B 抑制剂中的司来吉兰即丙炔苯丙胺 2.5～5 mg，每天2 次，因可引起失眠，不宜傍晚服用。不良反应有口干、胃纳少和直立性低血压等，胃溃疡患者慎用。该药可与左旋多巴合用，亦可单独应用，可缓解 PD 症状，也可能有神经保护作用。第二代 MAO-B 抑制剂雷沙吉兰已投入临床应用，其作用优于第 1 代司来吉兰 5～10 倍，对各期 PD 患者症状均有改善作用，也可能有神经保护作用；其代谢产物为一种无活性非苯丙胺物质 Aminoindan，安全性较第 1 代 MAO-B 抑制剂好。唑尼沙胺原为抗癫痫药，偶然发现应用唑尼沙胺 300 mg/d 有效控制癫痫的同时，也显著改善 PD 症状，抗 PD 机制证实为抑制 MAO-B 活性。

6.COMT 抑制剂

COMT 是由脑胶质细胞分泌参与 DA 分解酶之一。COMT 抑制剂通过抑制脑内、脑外 COMT 活性，提高左旋多巴生物利用度，显著改善左旋多巴疗效。COMT 抑制剂本身不会对中枢神经系统产生影响，在外周主要阻止左旋多巴被 COMT 催化降解成 3-氧甲基多巴。须与复方左旋多巴合用，单独使用无效，用药次数一般与复方左旋多巴次数相同。主要用于中晚期 PD 患者的剂末现象、“开-关”现象等症状波动的治疗，可使“关”期时限缩短，“开”期时限增加，也推荐用于早期PD患者初始治疗,希望通过持续DA能刺激中枢神经系统,以推迟出现症状波动等运动并发症,但尚有待进一步研究证实。①恩他卡朋:亦名珂丹,是周围COMT抑制剂,100～200 mg口服;可提高中枢神经系统对血浆左旋多巴利用,提高血药浓度,增强左旋多巴疗效,减少临床用量;该药耐受性良好,主要不良反应是胃肠道症状,尿色变浅,但无严重肝功能损害报道。②托卡朋:亦名答是美,100～200 mg口服;该药是治疗PD安全有效的辅助药物,不良反应有腹泻、意识模糊、转氨酶升高,偶有急性重症肝炎报道,应注意肝脏毒副作用,用药期间须监测肝功能。

7.腺苷A_{2A}受体阻断剂

腺苷A_{2A}受体在基底核选择性表达,与运动行为有关。多项证据表明,阻断腺苷A_{2A}受体能够减轻DA能神经元的退变。

伊曲茶碱是一种新型腺苷A_{2A}受体阻断剂,可明显延长PD患者"开期"症状,缩短"关期",具有良好安全性和耐受性,临床上已用于PD治疗。

(五)治疗策略

1.早期PD治疗(Hoehn&Yahr Ⅰ～Ⅱ级)

疾病早期若病情未对患者造成心理或生理影响,应鼓励患者坚持工作,参与社会活动和医学体疗(关节活动、步行、平衡及语言锻炼、面部表情肌操练、太极拳等),可暂缓用药。若疾病影响患者的日常生活和工作能力,应开始症状性治疗。

2.中期PD治疗(Hoehn&Yahr Ⅲ级)

若在早期阶段首选DA受体激动剂、司来吉兰或金刚烷胺/抗胆碱能药治疗的患者,发展至中期阶段时症状改善往往已不明显,此时应添加复方左旋多巴治疗;若在早期阶段首选小剂量复方左旋多巴治疗患者,应适当增加剂量,或添加DA受体激动剂、司来吉兰或金刚烷胺,或COMT抑制剂。

3.晚期PD治疗(Hoehn&Yahr Ⅳ～Ⅴ级)

晚期PD临床表现极复杂,包括疾病本身进展,也有药物不良反应因素。晚期患者治疗,一方面继续力求改善运动症状,另一方面需处理伴发的运动并发症和非运动症状。

(六)运动并发症治疗

运动并发症,如症状波动和异动症是晚期PD患者治疗中最棘手的问题,包括药物剂量、用法等治疗方案调整及手术治疗(主要是脑深部电刺激术)。

1.症状波动的治疗

症状波动有3种形式。

(1)疗效减退或剂末恶化:指每次用药的有效作用时间缩短,症状随血液药物浓度发生规律性波动,可增加每天服药次数或增加每次服药剂量或改用缓释剂,也可加用其他辅助药物。

(2)"开-关"现象:指症状在突然缓解("开期")与加重("关期")之间波动,开期常伴异动症;多见于病情严重者,发生机制不详,与服药时间、血浆药物浓度无关;处理困难,可试用DA受体激动剂。

(3)冻结现象:患者行动踌躇,可发生于任何动作,突出表现是步态冻结,推测是情绪激动使细胞过度活动,增加去甲肾上腺素能介质输出所致;如冻结现象发生在复方左旋多巴剂末期,伴PD其他体征,增加复方左旋多巴单次剂量可使症状改善;如发生在"开期",减少复方左旋多巴剂量,加用MAO-B抑制剂或DA受体激动剂或许有效,部分患者经过特殊技巧训练也可改善。

2.异动症的治疗

异动症(abnormal involuntary movements,AIMs)又称为运动障碍,常表现舞蹈-手足徐动症样、肌张力障碍样动作,可累及头面部、四肢及躯干。

异动症常见的3种形式如下。①剂峰异动症或改善-异动症-改善(improvement-dyskinesia-improvement,I-D-I):常出现在血药浓度高峰期(用药1～2小时),与用药过量或DA受体超敏有关,减少复方左旋多巴单次剂量可减轻异动症,晚期患者治疗窗较窄,减少剂量虽有利于控制异动症,但患者往往不能进入"开期",故减少复方左旋多巴剂量时需加用DA受体激动剂。②双相异动症或异动症-改善-异动症(dyskinesia-improvement-dyskinesia,D-I-D):剂峰和剂末均可出现,机制不清,治疗困难,可尝试增加复方左旋多巴每次剂量或服药次数,或加用DA受体激动剂。③肌张力障碍:常表现足或小腿痛性痉挛,多发生于清晨服药前,可睡前服用复方左旋多巴控释剂或长效DA受体激动剂,或起床前服用弥散型多巴丝肼或标准片;发生于剂末或剂峰的肌张力障碍可相应增减复方左旋多巴用量。

不常见的异动症也有3种形式。①反常动作:可能由于情绪激动使神经细胞产生或释放DA引起少动现象短暂性消失;②少动危象:患者较长时间不能动,与情绪改变无关,是PD严重的少动类型,可能由于纹状体DA释放耗竭所致;③出没现象:表现出没无常的少动,与服药时间无关。

（七）非运动症状的治疗

PD的非运动症状主要包括精神障碍、自主神经功能紊乱、感觉障碍等。

1.精神障碍的治疗

PD患者的精神症状表现形式多种多样，如生动梦境、抑郁、焦虑、错觉、幻觉、欣快、轻躁狂、精神错乱及意识模糊等。治疗原则：首先考虑依次逐减或停用抗胆碱能药、金刚烷胺、DA受体激动剂、司来吉兰等抗PD药物；若采取以上措施患者仍有症状，可将复方左旋多巴逐步减量；经药物调整无效的严重幻觉、精神错乱、意识模糊可加用非经典抗精神病药如氯氮平、喹硫平；氯氮平被B级推荐，可减轻意识模糊和精神障碍，不阻断DA能药效，可改善异动症，但需定期监测粒细胞；喹硫平被C级推荐，不影响粒细胞数；奥氮平不推荐用于PD精神症状治疗（B级推荐）。抑郁、焦虑、痴呆等可为疾病本身表现，用药不当可能加重。精神症状常随运动症状波动，"关期"出现抑郁、焦虑，"开期"伴欣快、轻躁狂，改善运动症状常使这些症状缓解。较重的抑郁症、焦虑症可用5-羟色胺再摄取抑制剂。对认知障碍和痴呆可应用胆碱酯酶抑制剂，如石杉碱甲、多奈哌齐、利斯的明或加兰他敏。

2.自主神经功能障碍治疗

自主神经功能障碍常见便秘、排尿障碍及直立性低血压等。便秘增加饮水量和高纤维含量食物对大部分患者有效，停用抗胆碱能药，必要时应用通便剂；排尿障碍患者需减少晚餐后摄水量，可试用奥昔布宁、莨菪碱等外周抗胆碱能药；直立性低血压患者应增加盐和水摄入量，睡眠时抬高头位，穿弹力裤，从卧位站起宜缓慢，α肾上腺素能激动剂米多君治疗有效。

3.睡眠障碍

较常见，主要为失眠和快速眼动期睡眠行为异常（RBD），可应用镇静安眠药。失眠若与夜间PD运动症状相关，睡前需加用复方左旋多巴控释片。若伴不宁腿综合征（RLS）睡前加用DA受体激动剂如普拉克索，或复方左旋多巴控释片。

九、手术及干细胞治疗

（1）中晚期PD患者常不可避免地出现药物疗效减退及严重并发症，通过系统的药物调整无法解决时可考虑选择性手术治疗。苍白球损毁术的远期疗效不尽如人意，可能有不可预测的并发症，临床已很少施行。

目前，推荐深部脑刺激疗法（deep brain stimula-tion，DBS），优点是定位准确、损伤范围小、并发症少、安全性高和疗效持久等，缺点是费用昂贵。适应证：①原发性 PD，病程 5 年以上；②服用复方左旋多巴曾有良好疗效，目前疗效明显下降或出现严重的运动波动或异动症，影响生活质量；③除外痴呆和严重的精神疾病。

(2)细胞移植：将自体肾上腺髓质或异体胚胎中脑黑质细胞移植到患者纹状体，纠正 DA 递质缺乏，改善 PD 运动症状，目前已很少采用。酪氨酸羟化酶(TH)、神经营养因子，如胶质细胞源性神经营养因子(GNDF)和脑源性神经营养因子(BDNF)基因治疗，以及干细胞，包括骨髓基质干细胞、神经干细胞、胚胎干细胞和诱导性潜能干细胞移植治疗在动物实验中显示出良好疗效，已进行少数临床试验也显示一定的疗效。随着基因治疗的目的基因越来越多，基因治疗与干细胞移植联合应用可能是将来发展的方向。

十、中医、康复及心理治疗

中药或针灸和康复治疗作为辅助手段对改善症状也可起到一定作用。对患者进行语言、进食、走路及各种日常生活训练和指导，日常生活帮助如设在房间和卫生间的扶手、防滑橡胶桌垫、大把手餐具等，可改善生活质量。适当运动如打太极拳等对改善运动症状和非运动症状可有一定的帮助。教育与心理疏导也是 PD 治疗中不容忽视的辅助措施。

十一、预后

PD 是慢性进展性疾病，目前尚无根治方法。多数患者发病数年仍能继续工作，也可能较快进展而致残。疾病晚期可因严重肌强直和全身僵硬，终至卧床不起。死因常为肺炎、骨折等并发症。

第三章

发作性疾病

第一节　癫痫全面性发作

全面性发作的神经元痫性放电起源于双侧大脑半球，特征是发作时伴有意识障碍或以意识障碍为首发症状。

一、病因及发病机制

（一）与遗传关系密切

150 种以上少见的基因缺陷综合征是以癫痫大发作或肌阵挛发作为临床表现的，其中常染色体显性遗传疾病有 25 种，如结节性硬化和神经纤维瘤病；常染色体隐性遗传疾病约 100 种，如家族性黑蒙性痴呆和类球状细胞型脑白质营养不良等，热性惊厥的全身性发作与编码电压门控钠通道 β 亚单位基因的突变有关。良性少年型肌阵挛性癫痫基因定位于 $6q21.3$。

（二）大脑弥漫性损害

弥漫性损害大脑的病因如缺氧性脑病、中毒等。皮质痫性放电病灶的胶质增生、灰质异位、微小胶质细胞瘤或毛细血管瘤改变。电镜下病灶的神经突触间隙电子密度增加，痫灶周围有大量星形细胞，改变了神经元周围的离子浓度，使兴奋易于向周围扩散。

二、临床表现

（一）失神发作

1.典型失神发作

典型失神发作通常称为小发作。

(1)无先兆和局部症状:突然意识短暂中断,患者停止当时的活动,呼之不应,两眼瞪视不动,状如“愣神”,3～15 秒;可伴有简单的自动性动作,如擦鼻、咀嚼、吞咽等,一般不会跌倒,手中持物可能坠落,事后对发作全无记忆,每天可发作数次至数百次。

(2)EEG:发作时呈双侧对称,3 w/s 棘慢波或多棘慢波,发作间期可有同样的或较短的阵发活动,背景波形正常。

2.不典型失神发作

(1)意识障碍发生及休止:较典型者缓慢,肌张力改变较明显。

(2)EEG:较慢而不规则的棘慢波或尖慢波,背景活动异常。

(二)肌阵挛发作

(1)多为遗传性疾病。

(2)某一肌肉或肌群呈突然短暂的快速收缩,颜面或肢体肌肉突然短暂跳动,单个出现,或有规律地反复发生。发作时间短,间隔时间长,一般不伴意识障碍,清晨欲觉醒或刚入睡时发作较频繁。

(3)EEG 多为棘慢波或尖慢波。

(三)阵挛性发作

1.年龄

仅见于婴幼儿。

2.表现

全身重复性阵挛性抽搐。

3.EEG

快活动、慢波及不规则棘慢波。

(四)强直性发作

1.年龄

儿童及少年期多见。

2.表现

睡眠中较多发作,全身肌肉强烈的强直性肌痉挛,使头、眼和肢体固定在特殊位置,伴有颜面青紫、呼吸暂停和瞳孔散大;躯干强直性发作造成角弓反张,伴短暂意识丧失,一般不跌倒,持续 30 秒以上,发作后立即清醒。

3.常伴自主神经症状

面色苍白、潮红、瞳孔扩大等。

4.EEG

低电位 10 w/s 波，振幅逐渐增高。

（五）全面性强直-阵挛发作（GTCS）

GTCS 是最常见的发作类型之一，也称大发作，特征是意识丧失和全身对称性抽搐。发作分为 3 期。

1.强直期

（1）意识和肌肉：突然意识丧失，跌倒在地，全身骨骼肌呈持续性收缩。

（2）五官表现：上睑抬起，眼球上窜，喉部痉挛，发出叫声；口先强张，而后突闭，或咬破舌尖。

（3）抽搐：颈部和躯干先屈曲而后反张，上肢先上举后旋再变为内收前旋，下肢自屈曲转变为强烈伸直。

（4）持续 10～20 秒后，在肢端出现细微的震颤。

2.阵挛期

（1）震颤：幅度增大并延及全身成为间歇性痉挛，即进入阵挛期。

（2）每次痉挛都继有短促的肌张力松弛，阵挛频率由快变慢，松弛期逐渐延长，本期持续0.5～1 分钟。

（3）最后一次强烈阵挛后，抽搐突然终止，所有肌肉松弛。

3.惊厥后期

（1）牙和二便：阵挛期以后尚有短暂的强直痉挛，造成牙关紧闭和大小便失禁。

（2）意识：呼吸首先恢复，心率、血压、瞳孔等恢复正常，肌张力松弛，意识逐渐苏醒。

（3）自发作开始至意识恢复历时 5～10 秒。

（4）清醒后，常头昏、头痛、全身酸痛和疲乏无力，对抽搐全无记忆。

（5）或发作后进入昏睡，个别在完全清醒前有自动症或暴怒、惊恐等情感反应。

强直期和阵挛期可见自主神经征象，如心率加快，血压升高，汗液、唾液和支气管分泌物增多，瞳孔扩大等。呼吸暂时中断，皮肤自苍白转为发绀，瞳孔散大，对光及深、浅反射消失，病理反射阳性。

强直期逐渐增强的弥漫性 10 w/s 波；阵挛期逐渐变慢的弥漫性慢波，附有间歇发作的成群棘波；惊厥后期呈低平记录。

(六)无张力性发作

1.肌肉张力

(1)部分或全身肌肉张力突然降低,造成颈垂、张口、肢体下垂或躯干失张力而跌倒,持续1～3 秒。

(2)短暂意识丧失或不明显的意识障碍,发作后立即清醒和站起。

2.EEG

多棘-慢波或低电位快活动。

三、诊断及鉴别诊断

(一)诊断

1.GTCS 的诊断依据

(1)发作史及其表现,关键是发作时有无意识丧失性。

(2)间接证据:舌咬伤和尿失禁,或发生跌伤及醒后头痛、肌痛也有参考意义。

2.失神发作

(1)特征性脑电表现。

(2)结合相应的临床表现。

(二)鉴别诊断

1.晕厥

(1)意识瞬时丧失:脑血流灌注短暂性全面降低,缺氧所致。

(2)多有明显诱因:如久站、剧痛、见血、情绪激动和严寒等,胸膜腔内压力急剧增高,如咳嗽、抽泣、大笑、用力、憋气、排便、解尿等诱发。

(3)发作先兆:常有恶心、头晕、无力、震颤、腹部沉重感或眼前发黑等,与癫痫发作相比,摔倒时较缓慢。

(4)自主神经症状:面色苍白、出汗,有时脉搏不规则,或伴有抽动、尿失禁。

(5)四肢强直阵挛性抽搐:少数发生,多发生于意识丧失 10 秒以后,持续时间短,强度较弱,与痫性发作不同。

(6)脑电图和心电图监测:帮助鉴别。

2.低血糖症

(1)血糖水平:发作低于 2 mmol/L 时,可产生局部癫痫样抽搐或四肢强直发作,伴有意识丧失。

(2)病因:胰岛 β 细胞瘤或长期服用降糖药的 2 型糖尿病患者。

(3)既往病史:有助于确诊。

3.发作性睡病

(1)鉴别:因意识丧失和摔倒,易误诊为癫痫。

(2)突然发作的不可抑制的睡眠、睡眠瘫痪、入睡前幻觉及摔倒症等四联征。

4.基底型偏头痛

(1)鉴别:因有意识障碍与失神发作鉴别;但发生缓慢,程度较轻,意识丧失前常有梦样感觉。

(2)偏头痛:双侧,多伴眩晕、共济失调、双眼视物模糊或眼球运动障碍。

(3)脑电图:可有枕区棘波。

5.假性癫痫发作(表 3-1)

(1)假性癫痫发作又称癔症性发作:多在情绪波动后发生,可有运动、感觉、自动症、意识模糊等类癫痫发作症状。

(2)症状有戏剧性:表现双眼上翻、手足抽搐和过度换气,伴有短暂精神和情绪异常,无自伤和尿失禁。

(3)特点:强烈的自我表现,精神刺激后发生,发作中哭叫、出汗和闭眼等,暗示治疗可终止发作。

(4)脑电监测:有鉴别意义。

表 3-1 癫痫性发作与假性癫痫发作的鉴别

鉴别特点	癫痫发作	假癫痫发作
发作场合	任何情况下,突然及刻板式发作	有精神诱因及有人在场时,发作形式多样
眼位	上睑抬起,眼球上蹿或转向一侧	眼睑紧闭,眼球乱动
面色	发绀	苍白或发红
瞳孔	散大,对光反射消失	正常,对光反射存在
摔伤,舌咬伤,尿失禁	可有	无
Babinski 征	常为阳性	阴性
对抗被动运动	无	有
持续时间及终止方式	1～2 分钟,自行停止	可长达数小时,需安慰及暗示治疗

国外报道,假性发作患者中 10%左右可患有癫痫,癫痫伴有假性发作者为 10%～20%。

四、治疗

癫痫是可治性疾病,大多数预后较好。在最初 5 年内 70%～80%缓解,其中 50%可完全停药。精确定位癫痫源,合理选择手术治疗可望使约 80%难治性癫痫病患者彻底治愈。

(一)药物治疗的一般原则

1.明确癫痫诊断,确定发作类型

(1)及时服用抗癫痫药物(AEDs)控制发作。

(2)首次发作者在调查病因之前,不宜过早用药,应等到下次发作再决定是否用药。

(3)根据所用AEDs的不良反应,确定用药时间和预后。用药前说明治疗癫痫的长期性、药物毒不良反应及生活中注意事项。

2.病因治疗

病因明确者如调整低血糖、低血钙等代谢紊乱,手术治疗颅内占位性病变,术后残余病灶使继续发作者,需药物治疗。

3.根据发作类型选择AEDs

根据发作类型选择AEDs,详见表3-2。

表3-2 根据癫痫的发作类型推荐选择的AEDs

发作类型	一线AEDs	二线或辅助AEDs
(1)单纯及复杂部分性发作、部分性发作继发CTCS	卡马西平、丙戊酸钠、苯妥英钠、苯巴比妥、扑痫酮	氯巴占、氯硝西泮
(2)GTCS	卡马西平、苯巴比妥、丙戊酸钠、苯妥英钠、扑痫酮	乙酰唑胺、奥沙西泮、氯硝西泮
特发性大发作合并失神发作	首选丙戊酸钠,其次为苯妥英钠或苯巴比妥	
继发性或性质不明的GTCS	卡马西平、苯妥英钠或苯巴比妥	
(3)失神发作	丙戊酸钠、乙琥胺	乙酰唑胺、氯硝西泮、三甲双酮
(4)强直性发作	卡马西平、苯巴比妥、苯妥英钠	奥沙西泮、氯硝西泮、丙戊酸钠
(5)失张力性和非典型失神发作	奥沙西泮、氯硝西泮、丙戊酸钠	乙酰唑胺、卡马西平、苯妥英钠、苯巴比妥/扑痫酮
(6)肌阵挛性发作	丙戊酸钠、乙琥胺、氯硝西泮	乙酰唑胺、奥沙西泮、硝西泮、苯妥英钠
(7)婴儿痉挛症	促肾上腺皮质激素(ACTH)、泼尼松、氯硝西泮	
(8)有中央-颞部或枕部棘波的良性儿童期癫痫	卡马西平或丙戊酸钠	
(9)Lennox-Gastaut综合征	首选丙戊酸钠,次选氯硝西泮	

4.常用剂量和不良反应

常用剂量和不良反应,详见表 3-3。

表 3-3 AEDs 的剂量和不良反应

药物	成人剂量(kg/d)		儿童剂量[mg/(kg·d)]	不良反应(剂量有关)	特异反应
	起始	维持			
苯妥英(PHT)	200	300～500	4～12	胃肠道症状,毛发增多,齿龈增生,面容粗糙,小脑征,复视,精神症状	骨髓、肝、心损害,皮疹
卡马西平(CBZ)	200	600～2 000	10～40	胃肠道症状,小脑征,复视,嗜睡,精神症状	骨髓与肝损害,皮疹
苯巴比妥(PB)		60～300	2～6	嗜睡,小脑征,复视,认知与行为异常	甚少见
扑米酮(PMD)	60	750～1 500	10～25	同苯巴比妥	同苯巴比妥
丙戊酸盐(VPA)	500	1 000～3 000	10～70	肥胖,震颤,毛发减少,踝肿胀,嗜睡,肝功能异常	骨髓与肝损害,胰腺炎
乙琥胺(ESM)	500	750～1 500	10～75	胃肠道症状,嗜睡,小脑症状,精神异常	少见,骨髓损害
加巴喷丁	300	1 200～3 600		胃肠道症状,头晕,体重增加,步态不稳,动作增多	
拉莫三嗪(LTG)	25	100～500		头晕,嗜睡,恶心,神经症状(与卡马西平合用时出现)	儿童多见
非尔氨酯	400	1 800～3 600	15	头晕,镇静,体重增加,视野缩小,精神异常(少见)	较多见,骨髓与肝损害
托吡酯	25	200～400		震颤,头痛,头晕,小脑征,肾结石,胃肠道症状,体重减轻,认知或精神症状	

(1)药物监测:药物疗效受药物吸收、分布及代谢的影响,用药应采取个体化原则。儿童需按体重(kg)计算药量,婴幼儿由于代谢较快,用量应比年长儿童相对较大。多数 AEDs 血药浓度与药效相关性明显高于剂量与药效相关性,因此,测定血药浓度,即应进行药物监测(TDM),检测苯妥英钠、卡马西平、苯巴比妥

及乙琥胺血药水平，可提高用药的有效性和安全性。

(2)不良反应：所有 AEDs 都有，最常见剂量相关性不良反应，通常于用药初始或增量时发生，与血药浓度有关；多数为短暂性的，缓慢减量可明显减少。进食时服药可减少恶心反应。

(3)特异反应：与剂量无关，难以预测。严重的特异反应如皮疹、粒细胞缺乏症、血小板缺乏、再生障碍性贫血和肝功能衰竭等可威胁生命。约 1/4 的癫痫转氨酶轻度增高，但并不发展为肝炎或肝功能衰竭。

5.坚持单药治疗原则

提倡小剂量开始的单药治疗，缓慢增量至能最大限度地控制发作而无不良反应或反应很轻的最低有效剂量。单药治疗癫痫约 80%有效，切勿滥用多种药物。

6.联合治疗

(1)原则：30%以上患者需联合治疗。一种药物不能控制发作或出现不良反应，则需换用第 2 种 AEDs，如合用乙琥胺和丙戊酸钠治疗失神或肌阵挛发作，或其一加用苯二氮䓬类可有效。

(2)注意：化学结构相同的药物，如苯巴比妥和扑痫酮、氯硝西泮和地西泮等不宜联合使用。合用两种或多种 AEDs 常使药效降低，易致慢性中毒而使发作加频。传统 AEDs 都经肝脏代谢，通过竞争可能抑制另一种药的代谢。

7.长期坚持

AEDs 控制发作后，必须坚持长期服用，除非严重不良反应出现，不宜随意减量或停药，以免诱发癫痫持续状态。

8.增减药物、停药及换药原则

(1)增减药物：增药可适当地快，但必须逐一增加，减药一定要慢，以利于确切评估疗效和不良反应。

(2)停药：遵循缓慢和逐渐减量原则，完全控制发作 4～5 年后，根据情况逐渐减量，减量 1 年左右时间内无发作者方可停药，一般需要半年甚至一年才能完全停用，以免停药所致的发作。

(3)换药：应在第 1 种药逐渐减量时逐渐增加第 2 种药的剂量至控制发作，并应监控血药浓度。

(二)传统 AEDs

药物相互作用复杂，均经肝代谢，多数血浆蛋白结合率高，肝脏或全身疾病时，应注意调整剂量。

1.苯妥英钠(PHT)

PHT对GTCS和部分性发作有效,加重失神和肌阵挛发作。胃肠道吸收慢,半清除期长,达到稳态后成人可日服1次,儿童日服2次。因治疗量与中毒量接近,不适于新生儿和婴儿。不良反应为剂量相关的神经毒性反应,如皮疹、齿龈增厚、毛发增生和面容粗糙,干扰叶酸代谢可发生巨红细胞性贫血,建议同时服用叶酸。

2.苯巴比妥(PB)

适应证同苯妥英钠。小儿癫痫的首选药物,对GTCS疗效好,或用于单纯及复杂部分性发作,对少数失神发作或肌阵挛发作也有效,预防热性惊厥。价格低廉,可致儿童兴奋多动和认知障碍,应尽量少用。

3.卡马西平(CBZ)

适应证同苯妥英钠,是单纯及复杂部分性发作的首选药物,对复杂部分性发作疗效优于其他AEDs。治疗3～4周后半清除期降低一半以上,需增加剂量维持疗效。与其他药物呈复杂而难以预料的交互作用,20%患者白细胞计数减少至4×10^9/L以下,个别可短暂降至2×10^9/L以下。

4.丙戊酸钠(VPA)

广谱抗癫痫药。良好控制失神发作和GTCS,胃肠道吸收快,抑制肝的氧化、结合、环氧化功能,与血浆蛋白结合力高,与其他AEDs有复杂的交互作用。半衰期短,联合治疗时半清除期为8～9小时。因有引起致死性肝病的危险,2岁以下婴儿有内科疾病时禁用此药治疗。也用于单纯部分性发作、复杂部分性发作及部分性发作继发GTCS;GTCS合并失神小发作的首选药物。

5.扑痫酮(PMD)

适应证是GTCS,对单纯及复杂部分性发作有效。经肝代谢成为具抗痫作用的苯巴比妥和苯乙基丙二酰胺。

6.乙琥胺(ESX)

ESX仅用于单纯失神发作和肌阵挛。吸收快,约25%以原型由肾排泄,与其他AEDs很少相互作用,几乎不与血浆蛋白结合。

(三)新型AEDs

多经肾排泄,肾功能损害应调整剂量;血浆蛋白结合率低,药物间相互作用少。

1.加巴喷丁(GBP)

GBP不经肝代谢,以原型由肾排泄。治疗部分性发作和GTCS。

2.拉莫三嗪(LTG)

起始剂量应小,经6～8周逐渐增加剂量。对部分性发作、GTCS和Lennov-Gastaut综合征有效。胃肠道吸收完全,经肝代谢。

3.非尔氨酯(FBM)

单药治疗部分性发作和Lennox-Gastaut综合征。胃肠道吸收好,90%以原型经肾排泄。可发生再生障碍性贫血和肝毒性,其他AEDs无效时才考虑试用。

4.氨己烯酸(VGB)

用于部分性发作、继发GTCS和Tennox-Gastcnlut综合征,对婴儿痉挛症有效,也可用作单药治疗。经胃肠道吸收,主要经肾脏排泄。不可逆性抑制GABA转氨酶,增强GABA能神经元作用。有精神病史的患者不宜应用。

5.托吡酯(TPM)

TPM亦称妥泰。天然单糖基右旋果糖硫代物,可作为丙戊酸的替代药物。对难治性部分性发作、继发GTCS、Lennox-Gastaut综合征和婴儿痉挛症等有效。远期疗效好,无明显耐受性,大剂量也可用作单药治疗。卡马西平和苯妥英钠可降低托吡酯麻药浓度,托吡酯也可降低口服避孕药的疗效及增加苯妥英钠的血药浓度。

(四)AEDS的药代动力学

1.血药浓度

药物口服吸收后分布于血浆和各种组织内。多数AEDs部分地与血浆蛋白相结合,仅游离部分透过血-脑屏障发挥作用。常规所测血药浓度是血浆内总浓度,当血浆蛋白或蛋白结合部位异常增多或减少时,虽药物血浆总浓度不变,其游离部分却异常减少或增多,出现药物作用与血药浓度的预期相矛盾的现象。

2.药物半清除期

药物半清除期反映药物通过代谢或排泄而清除的速度;稳态是指药物吸收和清除阈达到平衡的状态,只有在达到稳态时测得的血药浓度才可靠,而一种药物达到稳态的时间大致相当于其5个半清除期的时间。为了减少AEDs血浓度的过大波动,应以短于稳态时的药物半清除期1/3～1/2的间隔服用。半清除期为24小时或更长时间的AEDs,每天服用1次即可维持治疗血药浓度,于睡前服可避免药物达峰浓度时的镇静作用。

(五)手术治疗

1.考虑手术治疗基本条件

(1)长时间正规单药治疗,或先后用两种AEDs达到最大耐受剂量,或经一次正规、联合治疗仍不见效者。

(2)难治性癫痫指复杂部分性发作患者用各种 AEDs 治疗难以控制发作，血药浓度在正常范围之内，并治疗 2 年以上，每月仍有 4 次以上发作者。

(3)难治性部分性发作者最适宜手术治疗。

2.最理想的适应证

最理想的适应证始自大脑皮质的癫痫放电。手术切除后不会产生严重神经功能缺损。

3.常用的手术方法

(1)前颞叶切除术：难治性复杂部分性癫痫的经典手术。

(2)颞叶以外的脑皮质切除术：局灶性癫痫治疗的基本方法。

(3)癫痫病灶切除术。

(4)胼胝体部分切除术。

(5)大脑半球切除术。

(6)多处软脑膜下横切术：适于致痫灶位于脑重要功能皮质区的部分性发作。如角回及缘上回、中央前后回、优势半球 Broca 区、Wernicke 区等，不能行皮质切除术时选用。

五、预后

典型失神发作预后最好，药物治疗 2 年儿童期失神通常发作停止，青年期失神癫痫易发展成全身性发作，治疗需更长时间；原发性全身性癫痫控制较好；5～10 岁起病者有自发缓解倾向，易被 AEDs 控制；外伤性癫痫预后较好；无明显脑损伤的大发作预后较好，缓解率 85%～90%；有器质性脑损伤或神经系统体征的大发作预后差；发病较早、病程较长、发作频繁及伴有精神症状者预后差；无脑损伤的肌阵挛性癫痫预后尚可，伴有脑部病变者难以控制。

第二节　癫痫持续状态

一、概述

(一)概念

癫痫持续状态指一次癫痫发作持续 30 分钟以上，或连续多次发作，发作间期意识或神经功能未恢复至通常水平称癫痫状态。

(二)特点

一般指全面强直-阵挛发作持续状态。神经科常见急诊,致残率和病死率高。任何类型癫痫均可出现癫痫持续状态。

二、病因与病理生理

(一)常见原因和诱因

1.常见原因

停药不当和不规范的 AEDs 治疗。

2.常见诱因

感染、精神因素、过度疲劳、孕产和饮酒等。

3.年龄不同,病因有异

(1)婴儿、儿童期:感染、产伤、先天畸形为主。

(2)青壮年:多见于脑外伤、颅内占位。

(3)老年:脑卒中、脑肿瘤和变性疾病等。

(二)病理生理

(1)持续或反复惊厥发作引起大脑耗氧和耗糖量急剧增加,使神经元内 ATP 减少,导致离子泵功能障碍,钾离子游离到细胞外,钙离子进入细胞内超载。兴奋性氨基酸及神经毒性产物(如花生四烯酸、前列腺素等)大量增加,导致神经元和轴突水肿死亡。

(2)低血糖、缺氧使脑损害出现不可逆;脑血流自动调节功能失调,脑缺血加重,相继出现代谢性并发症,如高热、代谢性酸中毒、休克、低血糖、高血钾、蛋白尿等,甚至因心、肝、肺、肾多脏器衰竭而死亡。

三、分类与治疗

(一)惊厥性全身性癫痫持续状态

1.临床表现

(1)最常见,主要是 GTCS 引起,其次为强直性、阵挛性、肌阵挛性等。

(2)特征:全身性抽搐一次接一次发生,始终意识不清,不及时控制可多脏器损害,危及生命。

2.对症处理

(1)保持呼吸道通畅,面罩或鼻导管吸氧,必要时气管切开。

(2)监护心电、血压、呼吸,定时血气、血化学分析。

(3)查找诱发原因并治疗。

(4)防止舌咬伤,牙关紧闭者应放置牙垫。

(5)防止坠床,放置床挡。

(6)应及时处理常伴有的脑水肿、感染、高热等。①防治脑水肿:20%甘露醇快速静脉滴注,或地塞米松 10～20 mg 静脉滴注。②预防或控制感染:应用抗生素。③物理降温高热。④纠正代谢紊乱,如发作引起的低血糖、低血钠、低血钙。⑤纠正酸中毒,维持水及电解质平衡,营养支持治疗。

3.药物治疗

快速控制发作是治疗的关键,可酌情选用以下几种药物。

(1)地西泮:地西泮静脉推注对成人或儿童各型持续状态均为最有效的首选药物。成人剂量通常为 10～30 mg。单次最大剂量不超过 20 mg,儿童用量为 0.3～0.5 mg/kg,5 岁以上儿童5～10 mg,5 岁以下每岁 1 mg 可控制发作。以每分钟 3～5 mg 速度静脉注射。15 分钟后如复发可重复给药,或用100～200 mg 地西泮溶于 5%葡萄糖或氯化钠溶液中,于 12 小时内缓慢静脉滴注。地西泮偶可抑制呼吸,则需停止注射。

(2)苯妥英钠:迅速通过血-脑屏障,脑中很快达到有效浓度,无呼吸抑制,不减低觉醒水平,对 GTCS 持续状态尤为有效。成人剂量 15～18 mg/kg,儿童 18 mg/kg,溶于氯化钠溶液中静脉注射,静脉注射速度不超过 50 mg/min。但起效慢,约 80% 患者 20～30 分钟内停止发作,作用时间长(半清除期 10～15 小时),可致血压下降及心律失常,需密切监控,有心功能不全、心律失常、冠心病及高龄者宜慎用和不用。

(3)异戊巴比妥钠。

(4)10%水合氯醛:成人 25～30 mL 加等量植物油保留灌肠。

(5)副醛:8～10 mL 肌内注射或 15～30 mL 用植物油稀释保留灌肠。因引起剧咳,有呼吸疾病者勿用。

(6)利多卡因:用于地西泮静脉注射无效者。2～4 mg/kg 加入 10%葡萄糖内,以 50 mg/h 速度静脉滴注,有效或复发时均可重复应用。心脏传导阻滞及心动过缓者慎用。

(7)氯硝西泮:药效是地西泮的 5 倍,半清除期 22～32 小时,成人首次剂量 3 mg静脉注射,数分钟奏效,对各型癫痫状态疗效俱佳,以后每天 5～10 mg,静脉滴注。注意对呼吸及心脏抑制较强。

(8)其他:上述方法均无效者,可用硫喷妥钠静脉注射或乙醚吸入麻醉控制发作。

4.维持治疗

控制癫痫发作后,立即使用长效 AEDs,苯巴比妥 0.1～0.2 g 转肌内注射,每 8 小时 1 次,维持疗效。同时鼻饲卡马西平或苯妥英钠,待口服药达到稳态血浓度后逐渐停用苯巴比妥。

(二)非惊厥性全身性癫痫持续状态

1.临床表现

主要为失神发作持续状态,发作持续可达数小时,表现意识障碍、失语、精神错乱等。

2.快速控制发作

首选地西泮静脉注射,继之口服丙戊酸钠或乙琥胺,或两者合用。

3.预后较好

一般不导致死亡,治疗不及时可留智能障碍等后遗症。

(三)复杂部分性发作持续状态

1.临床表现

复杂部分性发作持续状态的恢复时间较失神发作要慢;部分患者出现发作后水肿或记忆减退,记忆缺损可能成为永久性损害。

2.快速控制发作

用地西泮或苯妥英钠静脉注射控制发作,继之以苯巴比妥肌内注射、口服苯妥英钠维持疗效。

(四)单纯部分性发作持续状态(又称 Kojewnikow 癫痫)

1.临床表现

此型较难控制,由单纯部分性发作持续状态可扩展为继发性全身性发作,发作终止后可遗留发作部位 Todd 麻痹。

2.快速控制发作

首选苯妥英钠以较大负荷剂量(20 mg/kg)静脉滴注,然后再用常规剂量,可辅以苯巴比妥或卡马西平口服。

第三节 偏 头 痛

一、偏头痛的概念

偏头痛是一种常见的反复发作的血管性原发性头痛。其特点是发作性单侧头痛，少数表现为双侧头痛，常伴有恶心、呕吐，有些患者在头痛发作前可有视觉、感觉和运动等先兆，可自发性缓解、反复发作、间歇期正常，可有家族史。

二、偏头痛的病因

(一)遗传因素

遗传因素在偏头痛的发病机制上占有重要地位，从家族成员患病分布上看，可能属于常染色体显性遗传伴有不完全性的外显率。

(二)内分泌功能异常

偏头痛主要发生在中青年妇女，青年妇女的偏头痛发作多数出现在月经期或月经前后，至更年期后有自发性缓解的趋势，这些现象提示偏头痛的发生可能与内分泌的改变有关。

(三)饮食与精神因素

某些食物可诱导偏头痛的发生，包括含酪氨酸、苯丙胺的食物(如奶酪)、肉(如腊肉、火腿)、巧克力、红酒以及某些食物添加剂、香料等，利舍平等药物也有诱导偏头痛发作的作用，紧张、焦虑、应激等情绪障碍也可诱发。

三、偏头痛的发病机制

偏头痛的发病机制尚不十分明确，目前主要有以下几种学说：血管学说、皮质扩散抑制(CSD)、神经递质假说、三叉神经血管学说、自主功能障碍、离子通道障碍。此外，还有低镁学说、高钾诱导的血管痉挛学说、免疫理论等，都对偏头痛的发病机制有一定的阐释。

四、偏头痛的分类

根据 2004 年的第二版头痛疾病的国际分类(ICHD-Ⅱ)，偏头痛可分为以下几类：①无先兆性偏头痛，又称普通偏头痛，是偏头痛最常见的类型；②有先兆性偏头痛，显著的临床特点是头痛发作之前有先兆症状，包括伴典型先兆的偏头痛性头痛、伴典型先兆的非偏头痛性头痛、典型先兆不伴头痛、家族性偏瘫性偏头痛(FHM)、散发性偏瘫性偏头痛、基底型偏头痛；③常为偏头痛前驱的儿童周期综合征，临床少见，包括腹型偏头痛、周期性呕吐、儿童良性阵发性眩晕等；④视网膜性偏头痛；⑤偏头痛并发症，包括慢性偏头痛、偏头痛持续状态、无梗死的持续先兆、偏头痛性脑梗死、偏头痛诱发的痫样发作等；⑥很可能的偏头痛，包括很可能的无先兆性偏头痛、很可能的有先兆性偏头痛、很可能的慢性偏头痛。

五、无先兆性偏头痛的临床表现

无先兆性偏头痛无明显前驱症状，常有家族史。头痛反复发作，每次持续4～72小时。儿童发作时间一般为1～72小时。头痛通常呈搏动性，位于额颞部，呈单侧。但在儿童通常为双侧，在青春期后期或成年人早期出现偏头痛的成年模式——单侧头痛。但无论单侧或双侧枕部头痛在儿童均少见，诊断时应慎重。由于许多病例是由结构性损害引起，疼痛程度多为中或重度。常规体力活动如散步或上楼梯可加重疼痛，并常伴有恶心、呕吐和/或畏光、畏声。

六、有先兆的偏头痛的临床特点

(一)视觉先兆

1.闪光幻觉

占视觉先兆的75%，表现为双侧视野出现视幻觉，有的无一定形状，有的有形状，如星状、斑点状、环形、多角形等。

2.黑蒙

短暂性黑蒙，表现为视力障碍，由两侧开始逐渐进展累及两鼻侧视野，部分患者由中心暗点扩大至整个视野；黑蒙区域常出现锯齿状闪光图案。

3.视物变形

表现为视小症或巨视症，部分患者感到环境倾斜或颠倒。

4.城堡样光谱

10%患者的先兆症状表现为城堡样光谱。

(二)感觉异常

偏头痛先兆的感觉异常分布多选择面部和手，表现为刺痛和麻木感，多持续数秒钟至数十分钟，偶见数小时至数天。

(三)其他先兆症状

可出现运动性先兆，一过性失语或精神症状。

七、偏头痛发作的临床表现

偏头痛发作通常在白天，少数夜间发作，通常是在患者从睡眠中醒后才发生。半数以上患者头痛局限于头的一侧，少数表现为全头痛。头痛发生后逐渐加重，数分钟至数小时达到高峰，持续数小时至数天后逐渐减弱至消失。头痛呈搏动性或敲打性，程度中到重度，行走、咳嗽、打喷嚏等简单活动均可加重头痛。压迫头痛部位的动脉或病侧颈动脉或痛侧眼球可使头痛减轻，解除压迫 5 秒后疼痛又恢复至原来程度。头痛发作时常伴有恶心、呕吐、腹泻等胃肠道症状；伴视觉症状、神经功能障碍、自主神经功能紊乱症状及高级神经功能障碍。

八、特殊类型的偏头痛

（一）偏瘫型偏头痛

临床少见。偏瘫可为偏头痛先兆，单独发生，也可伴偏侧麻木、失语，偏头痛消退后偏瘫持续 10 分钟至数周。可分为家族型（多呈常染色体显性遗传）和散发型（表现典型、普通型与偏瘫型偏头痛交替发作）。

（二）基底型偏头痛

基底型偏头痛也称基底动脉偏头痛。较多见于儿童和青春期女性，出现头重脚轻、眩晕、复视、眼球震颤、耳鸣、构音障碍、双侧肢体麻木及无力、共济失调、意识改变、跌倒发作和黑蒙等脑干和枕叶症状，提示椎-基底动脉缺血。多见闪光、暗点、视物模糊、黑蒙、视野缺损等视觉先兆，先兆持续 20～30 分钟，然后出现枕部搏动性头痛，常伴恶心、呕吐。

（三）眼肌麻痹型偏头痛

较少见，偏头痛发作时或发作后头痛消退之际，头痛侧出现眼肌瘫痪，动眼神经最常见，可同时累及滑车和展神经，持续数小时至数周。多有无先兆偏头痛病史，应注意排除颅内动脉瘤和糖尿病性眼肌麻痹。

（四）儿童周期综合征

儿童周期综合征为周期性发作的短暂性神经系统功能紊乱症状，与头痛有密切关系，也称为偏头痛等位征，多见于儿童。表现为儿童良性发作性眩晕、周期性呕吐、腹型偏头痛等，发作时不伴有头痛，随时间推移可发生偏头痛。

（五）视网膜性偏头痛

属于有先兆偏头痛的一种亚型，由于视网膜小动脉收缩而损害单眼视力，伴或不伴闪光幻觉，随后出现头痛。临床上应与短暂性脑缺血发作相鉴别。

九、偏头痛的并发症

(一)慢性偏头痛

偏头痛每月头痛发作超过15天，连续3个月或3个月以上，并排除药物过量引起的头痛，可考虑为慢性偏头痛。

(二)偏头痛持续状态

偏头痛发作持续时间≥72小时，而且疼痛程度较严重，但其间可有因睡眠或药物应用获得的短暂缓解期。

(三)无梗死的持续先兆

无梗死的持续先兆指有先兆偏头痛患者在一次发作中出现一种先兆或多种先兆症状持续1周以上，多为双侧性；本次发作其他症状与以往发作类似；需神经影像学排除脑梗死病灶。

(四)偏头痛性脑梗死

极少数情况下在偏头痛先兆症状后出现颅内相应供血区域的缺血性梗死，此先兆症状常持续60分钟以上，而且缺血性梗死病灶为神经影像学所证实，称为偏头痛性脑梗死。

(五)偏头痛诱发的痫样发作

极少数情况下偏头痛先兆症状可触发痫性发作，且痫性发作发生在先兆症状中或后1小时以内。

十、偏头痛的实验室检查

大约85%的偏头痛患者头痛发作期尿5-羟色胺及5-羟色氨酸增加；血小板结合性及血浆游离的5-羟色胺降低，并出现血浆5-羟色胺释放因子。偏头痛患者脑脊液常规和生化通常正常，少数患者淋巴细胞轻度增高。偏头痛先兆期血小板聚集性增加，头痛期下降。

十一、偏头痛的辅助检查

(一)脑电图

偏头痛患者的脑电图可有轻度改变，但不具备特异性。

(二)经颅多普勒超声

偏头痛患者在发作期或间歇期经颅多普勒超声的主要改变是两侧血流不对

称，一侧偏高或一侧偏低。

(三)腰椎穿刺

主要用来排除蛛网膜下腔出血、颅内感染、脑膜癌病及异常颅内压所导致的头痛。

(四)脑血管造影

偏头痛患者的脑血管造影绝大多数是正常的，只有当偏头痛合并眼肌麻痹和/或长束体征时，需与颅内动脉瘤、动静脉畸形和颅内占位性病变鉴别时才进行此项检查。

十二、无先兆性偏头痛的诊断标准

(1)至少有 5 次发作符合下列(2)～(4)项的条件。

(2)每次头痛发作持续 4～72 小时(未经治疗或治疗失败)。

(3)头痛至少具备下列 2 项特征：①单侧性；②搏动性；③中至重度头痛，影响日常活动；④活动后头痛加重。

(4)头痛发作时至少伴有下列 1 项：①恶心和/或呕吐；②畏光、畏声。

(5)不能归因于其他疾病。

十三、伴典型先兆的偏头痛的诊断标准

(1)符合下述(2)～(4)项的特征，至少发作 2 次。

(2)至少具备以下 1 项先兆，但没有运动障碍症状：①完全可逆的视觉症状；②完全可逆的感觉症状；③完全可逆的言语功能障碍。

(3)至少具备以下 2 项：①同向视觉症状和/或单侧感觉症状；②至少一个先兆症状发生超过 4 分钟或数个症状连续出现超过 4 分钟；③先兆症状持续时间不超过 60 分钟。

(4)在先兆症状同时或在先兆症状发生后 60 分钟内出现头痛，头痛符合无先兆偏头痛诊断标准中的(2)～(4)项。

(5)不能归因于其他疾病。

十四、偏头痛的鉴别诊断

(1)局部脑功能损害的先兆症状显著而头痛轻微者，需与癫痫的局限性发作鉴别。

(2)头痛伴有腹痛、恶心、呕吐的腹型偏头痛在头痛轻微时，需与消化系统疾病鉴别。

(3)颅内肿瘤早期,脑血管畸形及颅内动脉瘤也可出现与偏头痛类似的头痛表现,疾病初期鉴别困难,但肿瘤、血管疾病引起的头痛常固定于一侧,随病程进展时可出现颅内压增高、癫痫、蛛网膜下腔出血及感觉运动障碍。

十五、偏头痛的一般治疗

偏头痛发作急性期,应使患者保持安静,解除心理上的紧张和恐惧,让患者在光线较暗的房间躺下,保持适度睡眠。同时尽可能从各方面寻找头痛发作的诱因。有偏头痛的患者尽量避免服用硝酸甘油、肼屈嗪、利舍平、维生素 A、氯米芬、甲状腺素和吲哚美辛。避免食用可诱发偏头痛的含酪胺的食物。

十六、偏头痛发作期治疗有效性的指标

多数大型随机、双盲、对照试验采用的发作期治疗有效性标准包括:①2 小时后无痛;②2 小时后疼痛改善,由中重度转为轻度或无痛(或 VAS 评分下降 50%以上);③疗效具有可重复性,3 次发作中有 2 次或以上有效;④在治疗成功后的 24 小时内无头痛再发或无须再次服药。

十七、发作期非特异性药物的治疗

(1)巴比妥类及苯二氮䓬类镇静药:可使患者进入睡眠状态,如地西泮10 mg,肌内注射;苯巴比妥钠 100 mg,肌内注射。

(2)口服非甾体抗炎药:如对乙酰氨基酚、阿司匹林、布洛芬、萘普生等药物。

(3)剧烈头痛可应用可待因、吗啡等阿片类镇痛药及曲马多。

十八、发作期特异性药物的治疗

(一)曲普坦类药物

曲坦类药物为 5-羟色胺受体激动剂,能特异性地控制偏头痛的发作,包括舒马普坦、佐米曲坦、利扎曲坦等。舒马普坦 25~50 mg 口服,或者 6 mg 皮下注射能有效缓解发作,每天最大剂量不超过 300 mg。

(二)麦角碱类药物

麦角碱类药物包括酒石酸麦角胺、双氢麦角碱等,多用于发作期重症患者的治疗。常用复方制剂为麦角胺咖啡因(每片含麦角胺 1 mg、咖啡因 100 mg),先兆或头痛发生时服用 1~2 片,半小时无效再服1 片,每天用量不超过 4 片,每周总量不超过 12 片。本品不宜长期或过量应用,少数对麦角胺高度敏感患者,短期中等剂量用药后可出现心肌梗死、脑梗死和肾动脉狭窄。

十九、发作期治疗药物的选择

发作期治疗药物的选择应根据头痛严重程度、伴随症状、既往用药情况和患者的个体情况而定。药物选择有两种方法:①阶梯法,即每次头痛发作时均首选NSAIDs类药物,若治疗失败再加用偏头痛特异性治疗药物;②分层法,基于头痛程度、功能损害程度以及之前对药物的反应,若为严重发作则使用特异性治疗药物,否则使用NSAIDs类药物。不同治疗策略的致残性(DISC)研究对上述不同治疗策略进行比较后发现,分层治疗在2小时镇痛率及每次残疾时间方面均优于阶梯法,且事后分析证明其最具经济性。

二十、发作期治疗药物的使用原则

药物使用应在头痛的早期足量使用,延迟使用可使疗效下降、头痛复发及不良反应的比例增高。有严重的恶心和呕吐时,应选择胃肠外给药。甲氧氯普胺、多潘立酮等止吐和促进胃动力药物不仅能治疗伴随症状,还有利于其他药物的吸收和头痛的治疗。

不同曲坦类药物在疗效及耐受性方面略有差异。对某一个体患者而言,一种曲坦无效,可能另一种曲坦有效;一次无效,可能对另一次发作有效。由于曲坦类药物疗效和安全性优于麦角类,故麦角类药物仅作为二线选择。麦角类有作用持续时间长、头痛复发率低的特点,故适于发作时间长或经常复发的患者。

为预防药物过量性头痛(MOH),单纯NSAIDs制剂不能超过15天/月,麦角碱类、曲坦类、NSAIDs复合制剂则不超过10天/月。

二十一、预防性治疗目的和有效性指标

(一)预防性治疗的目的

降低发作频率、减轻发作程度、减少功能损害、增加急性发作期治疗的疗效。

(二)预防性治疗的有效性指标

指标包括偏头痛发作频率、头痛持续时间、头痛程度、头痛的功能损害程度及急性期对治疗的反应。

二十二、预防性治疗的指征

通常,存在以下情况时应与患者讨论使用预防性治疗:①患者的生活质量、工作或学业严重受损(须根据患者本人的判断);②每个月发作频率在2次以上;③急性期药物治疗无效或患者无法耐受;④存在频繁、长时间或令患者极度不适

的先兆，或为偏头痛性脑梗死、偏瘫性偏头痛、基底型偏头痛亚型；⑤连续3个月每月使用急性期治疗6～8次或以上；⑥偏头痛发作持续72小时以上；⑦患者倾向(尽可能少的发作)。

二十三、5-羟色胺受体阻滞剂进行预防性治疗

(一)甲基麦角酰胺

主要通过其代谢产物发挥作用，对抗5-羟色胺的致痛作用。每天2～6 mg，连续用药不应超过半年，以免出现腹膜后及肺的纤维化。

(二)苯噻啶

本药具有末梢性5-羟色胺拮抗作用，预防偏头痛的有效率达70%。每次0.5 mg，开始每晚服用；逐渐增至每天3次，每次1 mg，最大量每天6 mg。连续服用2～3个月。不良反应为嗜睡、体重增加。

二十四、抗癫痫药物进行预防性治疗

(一)丙戊酸

随机对照试验结果证实其对偏头痛预防有效，预防治疗时至少每天600 mg。需定时检测血常规、肝功能和淀粉酶，对于女性患者更需注意体重增加及卵巢功能异常(如多囊卵巢综合征)。

(二)托吡酯

托吡酯是另一个有试验证据支持的抗癫痫药物，且对慢性偏头痛有效，每天25～100 mg。

二十五、β受体阻滞剂进行预防性治疗

普萘洛尔预防偏头痛发作与其β受体阻滞作用关系不大，主要是其可阻断颈外动脉系统的血管扩张，干扰血小板对5-羟色胺摄取；此外，普萘洛尔对脑5-羟色胺受体有立体特异亲和力，抑制血栓烷的合成及抑制血小板集聚等作用。一般从小剂量开始，20 mg，每天2次，每周增加剂量，直到获得最好疗效，剂量范围为40～320 mg/d。不良反应有疲乏、胃肠道不适、直立性头晕。心力衰竭及房室传导阻滞者禁用。

二十六、钙通道阻滞剂进行预防性治疗

(一)盐酸氟桂利嗪

盐酸氟桂利嗪又名西比林。本药能有效通过血脑脊液屏障，具有对抗血管

平滑肌收缩，减少血小板积聚及释放5-羟色胺的作用。预防偏头痛发作有效率达80%。使用剂量为5～10 mg，每晚睡前顿服。常见不良反应有嗜睡、疲乏、体重增加。

(二)尼莫地平

具有抗缺血及抗血管收缩作用，能抑制和解除各种血管活性物质如5-羟色胺、去甲肾上腺素、前列腺素引起的血管收缩。常用剂量为20～40 mg，每天3次。不良反应较少，偶有消化道不适、头晕、血压下降。

二十七、抗焦虑、抗抑郁药进行预防性治疗

阿米替林能阻断中枢和外周神经系统儿茶酚胺和5-羟色胺作用防治偏头痛。每晚25～50 mg。不良反应为嗜睡、心律失常。充血性心力衰竭患者禁用。

二十八、活血素进行预防性治疗

活血素为α-二氢麦角隐亭的水溶液，可改善脑血管张力和微循环，促进神经系统的代谢及功能。口服吸收较快，约0.5小时达到血药浓度峰值，血浆半衰期为5.5～18小时。用于偏头痛治疗，每天2次，每次2～4 mL，坚持用药1～3个月，多数偏头痛患者发作明显减少或消失。

二十九、预防性治疗药物的选择和使用原则

医师在使用预防性治疗药物时，通常首先考虑证据确切的一线药物，若一线药物治疗失败、存在禁忌证或患者存在以二、三线药物可同时治疗的并发症时，方才考虑使用二线或三线药物。避免使用患者其他疾病的禁忌药及可能加重偏头痛发作的治疗其他疾病的药物。长效制剂可增加患者的顺应性。

药物治疗应从小剂量单药开始，缓慢加量到合适剂量，同时注意不良反应。同时对每种药物给予足够的观察期以判断疗效，一般观察期为4～8周。患者需要记头痛日记来评估治疗效果，并有助于发现诱发因素及调整生活习惯。偏头痛发作频率降低50%以上可认为预防性治疗有效。有效的预防性治疗需要持续约6个月，之后可缓慢减量或停药。若发作再次频繁，可重新使用原先有效的药物。若预防性治疗无效，且患者没有明显的不良反应，可增加药物剂量；否则，应换用第二种预防性治疗药物。若数次单药治疗无效，才考虑联合治疗，也应从小剂量开始。

第四章

感染性疾病

第一节　结核性脑膜炎

结核性脑膜炎(tuberculous meningitis,TBM)是由结核分枝杆菌侵入蛛网膜下腔引起的软脑膜、蛛网膜非化脓性慢性炎症病变。在肺外结核中有5%～15%的患者累及神经系统,其中又以结核性脑膜炎最为常见,约占神经系统结核的70%。TBM的临床表现主要有低热、头痛、呕吐、脑膜刺激征。TBM任何年龄均可发病,以青少年多见。艾滋病患者、营养不良者、接触结核传染源者、精神病患者、老人、酒精中毒者是患病的高危人群。自20世纪60年代推广卡介苗接种后,本病发病率显著降低。近年来,因结核分枝杆菌的基因突变、抗结核药物研制相对滞后等,使得结核病的发病率及死亡率逐渐升高。

一、病因与发病机制

TBM是由结核分枝杆菌感染所致。结核分枝杆菌可分为4型:人型、牛型、鸟型、鼠型。前两型对人类有致病能力,其他两型致病者甚少。结核菌的原发感染灶90%发生于肺部。当机体防御功能发生障碍时,或结核分枝杆菌数量多、毒力大、机体不能控制其生长繁殖时,则可通过淋巴系统、血行播散进入脑膜、脑实质等部位。TBM的发病通常有以下两个途径。

(一)原发性扩散

结核分枝杆菌由肺部、泌尿生殖系统、消化道等原发结核灶随血流播散到脑膜及软脑膜下种植,形成结核结节,在机体免疫力降低等因素诱发下,病灶破裂蔓延及软脑膜、蛛网膜及脑室。形成粟粒性结核或结核瘤病灶,最终导致TBM。

(二)继发性扩散

结核分枝杆菌从颅骨或脊椎骨结核病灶直接进入颅内或椎管内。

TBM的早期由于引起脑室管膜炎、脉络丛炎，导致脑脊液分泌增多，可并发交通性脑积水；由于结核性动脉内膜炎或全动脉炎，可发展成类纤维性坏死或完全干酪样化导致血栓形成，发生脑梗死而偏瘫等。

二、临床表现

本病可发生于任何年龄，约80%的病例在40岁以前发病，儿童约占全部病例的20%。TBM的临床表现与年龄有关，年龄越小者早期症状越不典型，儿童可以呈急性发病，发热、头痛、呕吐明显，酷似化脓性脑膜炎；艾滋病或特发性CD_4^+细胞减少者合并TBM时无反应或低反应的改变，临床症状很不典型；老年TBM患者头痛及呕吐症状、颅内高压征和脑脊液改变不典型，但结核性动脉内膜炎引起脑梗死的较多。一般起病隐匿，症状轻重不一，早期表现多为所谓“结核中毒症状”，随病情进展，脑膜刺激征及脑实质受损症状明显。

(一)症状与体征

1.结核中毒症状

低热或高热，头痛，盗汗，食欲缺乏，全身倦怠无力，精神萎靡不振，情绪淡漠或激动不安等。

2.颅内高压征和脑膜刺激征

发热、头痛、呕吐及脑膜刺激征是TBM早期最常见的临床表现，常持续1～2周。早期由于脑膜、脉络丛和室管膜炎症反应，脑脊液生成增多，蛛网膜颗粒吸收下降，形成交通性脑积水，颅内压轻至中度增高；晚期蛛网膜、脉络丛和室管膜粘连，脑脊液循环不畅，形成完全或不完全梗阻性脑积水，颅内压明显增高，出现头痛、呕吐、视盘水肿，脉搏和呼吸减慢，血压升高。神经系统检查有颈强直，Kernig征阳性、Brudzinski征阳性，但婴儿和老人脑膜刺激征可不明显；颅内压明显增高者可出现视盘水肿、意识障碍，甚至发生脑疝。

3.脑实质损害症状

常在发病4～8周出现，可由脑实质炎症，或血管炎引起脑梗死；或结核瘤、结核结节等可致抽搐、瘫痪、精神障碍及意识障碍等。偏瘫多为结核性动脉炎使动脉管腔狭窄、闭塞引起脑梗死所致；四肢瘫可能由于基底部浓稠的渗出物广泛地浸润了中脑的动脉引起缺血、双侧大脑中动脉或双侧颈内动脉梗死所致。不自主运动常由丘脑下部或纹状体血管炎症所致，但较少见。急性期可表现为轻度谵妄状态，定向力减退，甚至出现妄想、幻觉、焦虑、恐怖或木僵状态，严重者可致深昏迷。晚期可有智力减退，行为异常。部分患者临床好转后，尚可遗留情感不稳、发作性抑郁等。

4.脑神经损害症状

20%～31.3%的TBM因渗出物刺激及挤压、粘连等引起脑神经损害，以单侧或双侧视神经、动眼神经、展神经多见，引起复视、斜视、眼睑下垂、眼外肌麻痹、一侧瞳孔散大、视力障碍等；也可引起面神经瘫痪、吞咽及构音障碍等。

(二)临床分期

1.前驱期

多在发病后1～2周。开始常有低热、盗汗、头痛、恶心、呕吐、情绪不稳、易激动、便秘、体重下降等。儿童患者常有性格的改变，如以往活泼愉快的儿童，变得精神萎靡、易怒、好哭、睡眠不安等。

2.脑膜炎期

多在发病后2～4周。因颅内压增高使头痛加重，呕吐变为喷射状，部分患者有恶寒、高热、严重头痛，意识障碍轻，可见脑神经麻痹(多为轻瘫，出现的概率由高至低依次为展神经、动眼神经、三叉神经、滑车神经、面神经、舌咽神经、迷走神经、副神经、舌下神经)，脑膜刺激征与颈项强直明显，深反射活跃。Kernig征与Brudzinski征阳性，嗜睡与烦躁不安相交替，可有癫痫发作。婴儿可前囟饱满或膨隆，眼底检查可发现脉络膜上血管附近有圆形或长圆形灰白色、外围黄色的结核结节及视盘水肿。随病程进展，颅内压增高日渐严重，脑脊液循环、吸收障碍发生脑积水。脑血管炎症所致脑梗死累及大脑动脉导致偏瘫及失语等。

3.晚期

多在发病后4周以上。以上症状加重，脑功能障碍日渐严重，昏迷加重，可有较频繁的去大脑强直或去皮质强直性发作，大小便失禁，常有弛张高热、呼吸不规则或潮式呼吸，血压下降，四肢肌肉松弛，反射消失，严重者可因呼吸中枢及血管运动中枢麻痹而死亡。

(三)临床分型

1.浆液型

浆液型即浆液性结核性脑膜炎，是由邻近结核病灶引起但未发展成具有明显症状的原发性自限性脑膜反应。主要病变是脑白质水肿。可出现轻度头痛、嗜睡和脑膜刺激征，脑脊液淋巴细胞数轻度增高，蛋白含量正常或稍高，糖含量正常。有时脑脊液完全正常。呈自限性病程，一般1个月左右即自然恢复。本型只见于儿童。

2.颅底脑膜炎型

局限于颅底，常有多脑神经损害，部分病例呈慢性硬脑膜炎表现。

3.脑膜脑炎型

早期未及时抗结核治疗，患者脑实质损害，出现精神症状、意识障碍、颅压增高、肢体瘫痪等。

三、辅助检查

（一）血液检查

1.血常规

血常规检查大多正常，部分病例在发病初期白细胞轻、中度增加，中性粒细胞增多，血沉增快。

2.血液电解质

部分患者伴有血管升压素异常分泌综合征，可出现低钠和低氯血症。

（二）免疫检查

约半数患者皮肤结核菌素试验为阳性。小儿阳性率可达 93%，但晚期病例、使用激素后则多数阴性；前者往往揭示病情严重，机体免疫反应受到抑制，预后不良，故阴性不能排除结核。卡介苗皮肤试验（冻干的卡介苗新鲜液皮内注射 0.1 mL）24～48 小时出现硬丘疹直径 5 mm 以上为阳性，其阳性率可达 85%。

（三）脑脊液检查

1.常规检查

（1）性状：疾病早期脑脊液不一定有明显改变，当病程进展时脑脊液压力增高，可达 53 kPa（400 mmH_2O）以上，晚期可因炎症粘连、椎管梗阻而压力偏低，甚至出现“干性穿刺”；脑脊液外观无色透明，或呈毛玻璃样的混浊，静置 24 小时后约 65%出现白色网状薄膜。后期有的可呈黄变；偶有因渗血或出血而呈橙黄色。

（2）细胞数：脑脊液白细胞数呈轻到中度增高[$(50 \sim 500) \times 10^6/L$]，86%以淋巴细胞为主。

2.生化检查

（1）蛋白质：脑脊液蛋白含量中度增高，通常达 1～5 g/L，晚期患者有椎管阻塞可高达 10～15 g/L，脑脊液呈黄色，一般病情越重蛋白含量越高。

（2）葡萄糖：脑脊液中葡萄糖含量多明显降低，常在 1.65 mmol/L 以下。在抽取脑脊液前1小时应采血的同时测定血糖，脑脊液中的葡萄糖含量约为血糖含量的1/2～2/3(脑脊液中葡萄糖含量正常值为45～60 mmol/dL)，如果TBM患者经过治疗后脑脊液糖含量仍低于1.1 mmol/L，提示预后不良。

(3)氯化物：正常脑脊液氯化物含量120～130 mmol/L，较血氯水平高，为血中的1.2～1.3倍。脑脊液中的氯化物容易受到血氯含量波动的影响，氯化物含量降低常见于TBM、细菌性脑膜炎等，尤以TBM最为明显。

值得注意的是，TBM时脑脊液的常规和生化改变与机体的免疫反应性有关，对无反应或低反应者，往往TBM的病理改变明显，而脑脊液的改变并不明显，例如艾滋病患者伴TBM时即可如此。

3.脑脊液涂片检查细菌

常用脑脊液5 mL经3 000转/分离心30分钟，沉淀涂片找结核分枝杆菌。方法简便、可靠，但敏感性较差，镜检阳性率较低(20%～30%)，薄膜涂片反复检查阳性率稍高(57.9%～64.6%)。

4.脑脊液结核分枝杆菌培养

脑脊液结核分枝杆菌培养是诊断结核感染的金标准，但耗时长且阳性率低(10%左右)。结核分枝杆菌涂片加培养阳性率可达80%，但需时2～5周；涂片加培养再加豚鼠接种的阳性率可达80%～90%。

5.脑脊液酶联免疫吸附试验

可检测脑脊液中的结核分枝杆菌可溶性抗原和抗体，敏感性和特异性较强，但病程早期阳性率仅为16.7%；如用ABC-ELISA测定脑脊液的抗结核抗体，阳性率可达70%～80%；ELISA测定中性粒细胞集落因子的阳性率也可达90%左右。随着病程延长，阳性率增加，也存在假阳性可能。

6.脑脊液聚合酶链反应(PCR)检查

早期诊断率高达80%，应用针对结核分枝杆菌DNA的特异性探针可检测出痰和脑脊液中的小量结核分枝杆菌，用分子探针可在1小时查出结核分枝杆菌。本法操作方便，敏感性高，但特异性不强，假阳性率高。

7.脑脊液腺苷脱氨酶(ADA)的检测

TBM患者脑脊液中ADA显著增加，一般多超过10 U/L，提示细胞介导的免疫反应增高，区别于其他性质的感染，特别在成人的价值更大。

8.脑脊液免疫球蛋白测定

TBM患者脑脊液免疫球蛋白含量多升高，一般以IgG、IgA含量增高为主，IgM含量也可升高。病毒性脑膜炎仅IgG含量增高，化脓性脑膜炎为IgG及

IgM 含量增高，故有助于与其他几种脑膜炎鉴别。

9.脑脊液淋巴细胞转化试验

即^{3}H 标记胸腺嘧啶放射自显影法。测定在结核菌素精制蛋白衍化物刺激下，淋巴细胞转化率明显增高，具有特异性，有早期诊断意义。

10.脑脊液乳酸测定

正常人脑脊液乳酸(CSF-LA)测定为 1.0～2.8 mmol/L，TBM 患者明显增高，抗结核治疗数周后才降至正常。此项测定有助于 TBM 的鉴别诊断。

11.脑脊液色氨酸试验

阳性率可达 95%～100%。方法：取脑脊液 2～3 mL，加浓盐酸 5 mL 及 2% 甲醛溶液 2 滴，混匀后静置4～5 分钟，再慢慢沿管壁加入 0.06%亚硝酸钠溶液 1 mL，静置 2～3 分钟，如两液接触面出现紫色环则为阳性。

12.脑脊液溴化试验

即测定血清与脑脊液中溴化物的比值。正常比值为 3∶1，TBM 时比值明显下降，接近 1∶1。

13.脑脊液荧光素钠试验

用 10%荧光素钠溶液 0.3 mL/kg 肌内注射，2 小时后采集脑脊液标本，在自然光线下与标准液比色，如含量>0.000 03%为阳性，阳性率较高。

(四)影像学检查

1.X 线检查

胸部 X 线检查如发现肺活动性结核病灶有助于本病诊断。头颅 X 线片可见颅内高压的现象，有时可见蝶鞍附近的基底部和侧裂处有细小的散在性钙化灶。

2.脑血管造影

其特征性改变为脑底部中小动脉的狭窄或闭塞。血管狭窄与闭塞的好发部位为颈内动脉虹吸部和大脑前、中动脉的近端，还可出现继发性侧支循环建立。脑血管造影异常率占半数以上。

3.CT 检查

可发现脑膜钙化、脑膜强化、脑梗死、脑积水、软化灶、脑实质粟粒性结节和结核瘤、脑室扩大、脑池改变及脑脓肿等改变。

4.MRI 检查

可显示脑膜强化，以及坏死、结节状强化物、脑室系统扩大、积水、视交叉池及环池信号异常；脑梗死主要发生在大脑中动脉皮质区与基底节；结核瘤呈大小不等的圆形信号，T_2WI 上中心部钙化呈低信号，中心部为干酪样改变则呈较低信号，其包膜呈低信号，周围水肿呈高信号，化脓性呈高信号，T_1WI 显示低信号或略低信号。

(五)脑电图检查

TBM 脑电图异常率 11%～73%。成人 TBM 早期多为轻度慢波化，小儿可为高波幅慢波，严重者显示特异性、广泛性 0.5～3 c/s 慢波。炎症性瘢痕可出现发作性棘波、尖波或棘(尖)慢综合波或局限性改变。随治疗后症状好转，脑电图亦有改善，且脑电图一般先于临床症状改善。

四、诊断与鉴别诊断

(一)诊断

根据结核病史或接触史，呈亚急性或慢性起病，常有发热、头痛、呕吐、颈项强直和脑膜刺激征，脑脊液有淋巴细胞数增多、糖含量降低；颅脑 CT 或 MRI 有脑膜强化，就要考虑到 TBM 的可能性。脑脊液的抗酸杆菌涂片、结核分枝杆菌培养和 PCR 检测可做出 TBM 的诊断。

(二)鉴别诊断

婴幼儿、老年人、艾滋病患者、特发性 $CD4^+$ 细胞降低者 TBM 临床表现往往不典型或抗结核治疗效果差者需要与下列疾病鉴别。

1.新型隐球菌性脑膜炎

新型隐球菌性脑膜炎呈亚急性或慢性起病，脑脊液改变与 TBM 类似。新型隐球菌性脑膜炎颅内高压特别明显，脑神经损害出现比 TBM 晚，脑脊液糖含量降低特别明显。临床表现及脑脊液改变酷似 TBM，但新型隐球菌性脑膜炎起病更缓，病程长，可能有长期使用免疫抑制药及抗肿瘤药史，精神症状比 TBM 重，尤其是视力下降最为常见。新型隐球菌性脑膜炎多无结核中毒症状，脑脊液涂片墨汁染色可找到隐球菌。临床上可与 TBM 并存，应予注意。

2.化脓性脑膜炎

重症 TBM 临床表现与化脓性脑膜炎相似，脑脊液细胞数 $>1\ 000\times10^6$/L，分类以中性粒细胞为主，需要与化脓性脑膜炎鉴别。脑脊液乳酸含量 >300 mg/L 有助于化脓性脑膜炎的诊断；反复腰椎穿刺、细菌培养、治疗试验可进一步明确诊断。

3.病毒性脑膜炎

发病急、早期脑膜刺激征明显，高热者可伴意识障碍，1/3 的患者首发症状为精神症状。脑脊液无色透明,无薄膜形成,糖及氯化物含量正常。虽然 TBM 早期或轻型病例脑脊液改变与病毒性脑膜炎相似,但后者 4 周左右明显好转或痊愈,病程较 TBM 短,可资鉴别。

4.脑膜癌

脑脊液可以出现细胞数及蛋白含量增高、糖含量降低,容易与 TBM 混淆。但多数患者颅内高压的症状明显,以头痛、呕吐、视盘水肿为主要表现,病程进行性加重,脑脊液细胞检查可发现肿瘤细胞,颅脑 CT/MRI 检查或脑膜活检有助于明确诊断。

五、治疗

TBM 的抗结核治疗应遵循早期、适量、联合、全程和规范治疗的原则,并积极处理颅内高压、脑水肿、脑积水等并发症。

(一)一般对症处理

应严格卧床休息,精心护理,加强营养支持疗法,注意水、电解质平衡;意识障碍或瘫痪患者注意变换体位,防止肺部感染及压疮的发生。

(二)抗结核治疗

治疗原则是早期、适量、联合、全程和规范用药。遵循治疗原则进行治疗是提高疗效、防止复发和减少后遗症的关键。只要患者临床症状、体征及辅助检查高度提示本病,即使抗酸染色阴性亦应立即开始抗结核治疗。选择容易通过血-脑屏障的药物,以及杀菌作用强、毒性低的药物联合应用。在症状、体征消失后,仍应维持用药 1.5～2 年。

常用抗结核药物:主要的一线抗结核药物的用量(儿童和成人)、用药途径及用药时间见表 4-1。

表 4-1 主要的一线抗结核药物

药物	儿童日用量	成人日用量	用药途径	用药时间
异烟肼	10～20 mg/kg	600 mg,1 次/天	静脉,口服	1～2 年
利福平	10～20 mg/kg	450～600 mg,1 次/天	口服	6～12 个月
吡嗪酰胺	20～30 mg/kg	1 500 mg/d,500 mg,3 次/天	口服	2～3 个月
乙胺丁醇	15～20 mg/kg	750 mg,1 次/天	口服	2～3 个月
链霉素	20～30 mg/kg	750 mg,1 次/天	肌内注射	3～6 个月

1.异烟肼(isoniazid,INH)

可抑制结核分枝杆菌DNA合成,破坏菌体内酶活性干扰分枝菌酸合成,对细胞内、外结核杆菌均有杀灭作用,易通过血-脑屏障,为首选药。主要不良反应有周围神经病、肝损害、精神异常和癫痫发作。为了预防发生周围神经病,用药期间加用维生素 B_6。

2.利福平(rifampicin,RFP)

杀菌作用与异烟肼相似,较链霉素强,主要在肝脏代谢,经胆汁排泄。RFP与细菌的RNA聚合酶结合,干扰mRNA的合成,对细胞内、外的结核分枝杆菌均有杀灭作用,其不能透过正常的脑膜,只部分通过炎症性脑膜,是治疗TBM的常用药物。维持6~12个月,与异烟肼合用时,对肝脏有较大的毒性作用,故在服药期间,注意肝功能情况,有损害迹象即应减少剂量。利福喷汀是一种长效的利福平衍生物,不良反应较利福平少,成人口服600 mg,1次/天。

3.吡嗪酰胺(pyrazinamide,PZA)

本品为烟酰胺的衍生物,具有抑菌和杀菌作用,吡嗪酰胺对吞噬细胞内的结核分枝杆菌杀灭作用较强,作用机制是干扰细菌内的脱氢酶,使细菌对氧利用障碍。在酸性环境下,有利于发挥抗菌作用,pH 5.5时杀菌作用最强,与异烟肼或利福平合用,可防止耐药性的产生,并可增强疗效。能够自由通过正常和炎症性脑膜,是治疗TBM的重要抗结核药物,与其他抗结核药无交叉耐药性。主要用于对其他抗结核药产生耐药的病例。常见不良反应有肝损害、关节炎(高尿酸所致,表现为肿胀、强直、活动受限)、眼和皮肤黄染等。

4.乙胺丁醇(ethambutol,EMB)

乙胺丁醇是一种有效的口服抗结核药,通过与结核分枝杆菌内的二价锌离子络合,干扰多胺和金属离子的功能,影响戊糖代谢和脱氧核糖核酸、核苷酸的合成,抑制结核分枝杆菌的生长,杀菌作用较吡嗪酰胺强,经肾脏排泄。对生长繁殖状态的结核分枝杆菌有杀灭作用,对静止状态的细菌几乎无影响。其在治疗中的主要作用是"防止结核分枝杆菌发生抗药性"。因此,本品不宜单独使用,应与其他抗结核药合用。主要不良反应有视神经损害、末梢神经炎、变态反应等。

5.链霉素(streptomycin,SM)

链霉素为氨基糖苷类抗生素,仅对吞噬细胞外的结核分枝杆菌有杀灭作用,为半效杀菌药。主要通过干扰氨酰基-tRNA和核蛋白体30 S亚单位结合,抑制70 S复合物的形成,抑制肽链延长、蛋白质合成,致细菌死亡。此药虽不易透过血-脑屏障，但对炎症性脑膜易透过，故适用于 TBM 的急性炎症反应时期。用药期间密切观察链霉素的毒性反应(第Ⅷ对脑神经损害如耳聋、眩晕、共济失调及肾脏损害)，一旦发现，及时停药。

抗结核治疗选用药物的注意事项：①药物的抗结核作用是杀菌还是抑菌作用；②作用于细胞内还是细胞外；③能否通过血-脑屏障；④对神经系统及肝肾的毒性反应；⑤治疗 TBM 的配伍。

药物配伍常用方案：以往的标准结核化疗方案是在 12～18 个月的疗程中每天用药。而目前多主张采用两阶段疗法(强化阶段和巩固阶段)和短程疗法(6～9 个月)。

WHO 建议应至少选择 3 种抗结核药物联合治疗，常用异烟肼、利福平和吡嗪酰胺，耐药菌株需加用第 4 种药如链霉素或乙胺丁醇。利福平不耐药菌株，总疗程 9 个月已足够；利福平耐药菌株需连续治疗 18～24 个月。目前常选用的方案有 4HRZS/14HRE(即强化阶段的 4 个月连用异烟肼、利福平、吡嗪酰胺及链霉素，巩固阶段的 14 个月连用异烟肼、利福平及乙胺丁醇)，病情严重尤其是伴有全身血行结核时可选用 6HRZS/18HRE(即强化阶段的 6 个月连用异烟肼、利福平、吡嗪酰胺及链霉素，巩固阶段的 18 个月连用异烟肼、利福平及乙胺丁醇)进行化疗。由于中国人为异烟肼快速代谢型，成年患者 1 天剂量可加至 900～1 200 mg，但应注意保肝治疗，防止肝损害，并同时给予维生素 B_6 以预防该药导致的周围神经病。儿童因乙胺丁醇的视神经毒性作用、孕妇因为链霉素对听神经的影响，应尽量不选用。因抗结核药物常有肝肾功能损害，用药期间应定期复查肝肾功能。

近年来，国内外关于耐药结核分枝杆菌的报道逐年增加，贫困、健康水平低下、不规则或不合理的抗结核治疗、疾病监测和公共卫生监督力度的削弱是导致结核菌耐药产生的主要原因。目前全世界有 2/3 的结核病患者处于发生耐多药结核病(MDR-TB)的危险之中。2002 年我国卫生健康委调查的获得性耐药率为17.1%，初始耐药率为7.6%。如病程提示有原发耐药或通过治疗发生继发耐药时，应及时改用其他抗结核药物。WHO 耐多药结核病治疗指南规定：根据既往用药史及耐药性测定结果，最好选用 4～5 种药物，其中至少选用 3 种从未用过的药物，如卷曲霉素(CPM)、氟喹诺酮类药(如左氧氟沙星)、帕司烟肼(Pa)、利福喷汀、卡那霉素等。可在有效的抗结核治疗基础上，加用各种免疫制剂[如干扰素(IFN)、白介素-2(IL-2)等]进行治疗，以提高疗效。

(三)辅助治疗

1.糖皮质激素

在有效抗结核治疗中,糖皮质激素具有抗炎、抗中毒、抗纤维化、抗过敏及减轻脑水肿作用,与抗结核药物合用可提高对 TBM 的疗效和改善预后,因此对于脑水肿引起颅内压增高、伴局灶性神经体征和蛛网膜下腔阻塞的重症 TBM 患者,随机双盲临床对照结果显示,诊断明确的 TBM 患者,在抗结核药物联合应用的治疗过程中宜早期合用糖皮质激素药物,以小剂量、短疗程、递减的方法使用。常用药物有地塞米松静脉滴注,成人剂量为 10～20 mg/d,情况好转后改为口服泼尼松 30～60 mg/d,临床症状和脑脊液检查明显好转,病情稳定时开始减量,一般每周减量 1 次,每次减量2.5～5 mg,治疗 6～8 周,总疗程不宜超过 3 个月。

2.维生素 B_6

为减轻异烟肼的毒性反应,一般加用维生素 B_6 30～90 mg/d 口服,或 100～200 mg/d 静脉滴注。

3.降低脑水肿和控制抽搐

出现颅内压增高者应及早应用甘露醇、呋塞米或甘油果糖治疗,以免发生脑疝;抽搐者,止痉可用地西泮、苯妥英钠等抗癫痫药。

4.鞘内注射

重症患者在全身用药时可加用鞘内注射,提高疗效。多采用小剂量的异烟肼与地塞米松联合应用。药物鞘内注射的方法:异烟肼 50～100 mg,地塞米松 5～10 mg,1 次注入,2～3 次/周。待病情好转,脑脊液正常,则逐渐停用。为减少蛛网膜粘连,可用糜蛋白酶 4 000 U、透明质酸酶1 500 U鞘内注射。但脑脊液压力较高者慎用。抗结核药物的鞘内注射有加重脑和脊髓的蛛网膜炎的可能性,不宜常规应用,应从严掌握。

(四)后遗症的治疗

由于蛛网膜粘连所致脑积水,可施行脑脊液分流术。脑神经麻痹、肢体瘫痪者,可针灸、理疗,加强肢体功能锻炼。

第二节　单纯疱疹病毒性脑炎

神经系统病毒感染性疾病的临床分类较多，依据发病及病情进展速度可分为急性和慢性病毒感染，根据病原学中病毒核酸特点可分为DNA病毒感染和RNA病毒感染两大类，具有代表性的人类常见的神经系统病毒有单纯疱疹病毒、巨细胞病毒、柯萨奇病毒等。单纯疱疹病毒性脑炎（HSE），也称急性出血坏死性脑炎，是由Ⅰ型单纯疱疹病毒（HSV-Ⅰ）感染引起的急性脑部炎症，是最常见的一种非流行性中枢神经系统感染性疾病，是成年人群中散发性、致命性脑炎的最常见病因。病毒通常潜伏于三叉神经半月节内，当机体免疫功能降低时，潜伏的病毒再激活，沿轴突入脑而发生脑炎。病变主要侵犯颞叶内侧面、扣带回、海马回、岛叶和额叶眶面。

一、诊断

（一）临床表现

无明显季节性和地区性，无性别差异。

（1）急性起病，部分患者可有口唇疱疹病史。

（2）前驱症状有卡他、咳嗽等上呼吸道感染症状及头痛、高热等，体温可达40 ℃。

（3）神经系统症状多种多样，常有人格改变、记忆力下降、定向力障碍、幻觉或妄想等精神症状，重症病例可有不同程度意识障碍，如嗜睡、昏睡、昏迷等，且意识障碍多呈进行性加重。

（4）局灶性神经功能受损症状多两侧明显不对称，如偏瘫、偏盲、眼肌麻痹等，常有不同形式的癫痫发作，严重者呈癫痫持续状态，全身强直阵挛性发作；也可有扭转、手足徐动或舞蹈样多动等多种形式锥体外系表现。肌张力增高、腱反射亢进、可有轻度的脑膜刺激征，重者还可表现为去脑强直发作或去皮质状态。

（5）脑膜刺激征，重症者可见去大脑强直。

（6）颅内压增高，甚至脑疝形成。

（二）辅助检查

（1）血中白细胞计数和中性粒细胞增高，血沉加快。

（2）脑脊液压力增高、细胞数增加，最多可达1 000×10^6/L，以淋巴细胞和单核细胞占优势;蛋白质轻、中度增高,一般低于 1.5 g/L;糖和氯化物一般正常。

(3)脑组织活检或脑脊液中检出单纯疱疹病毒颗粒或抗原,或者血清、脑脊液中抗体滴度有4 倍以上升高,可确诊本病。

(4)脑电图早期即出现异常,有与病灶部位一致的异常波,如呈弥漫性高波幅慢波,最有诊断价值的为左右不对称、以颞叶为中心的周期 2～3 Hz 同步性放电。

(5)影像学改变:CT 多在起病后 6～7 天显示颞叶、额叶边界不清的低密度区,有占位效应,其中可有不规则的高密度点、片状出血影,增强后可见不规则线状影。MRI 早期在 T_2 加权像上可见颞叶和额叶底面周围边界清楚的高信号区。

(三)诊断依据

(1)急性起病、有发热、脑膜刺激征、脑实质局灶性损害症状。

(2)以意识障碍、精神紊乱等颞叶综合征为主。

(3)结合脑脊液变化特点压力增高、细胞数轻中度增加,最多可达 $1\ 000\times10^6$/L,以淋巴细胞和单核细胞占优势;蛋白质轻、中度增高,一般低于 1.5 g/L;糖和氯化物一般正常。EEG 出现以颞叶为中心的、左右不对称、2～3 Hz 周期同步性弥漫性高波幅慢波,最有诊断价值。头颅 CT 扫描可在颞叶、额叶出现边界不清的低密度区,有占位效应,其中可有不规则的高密度点、片状出血影,增强后可见不规则线状影。MRI 扫描早期在 T_2 加权像上可见颞叶和额叶底面周围边界清楚的高信号区。

(4)确诊需做血和脑脊液的病毒学及免疫学检查。

(四)鉴别诊断

1.结核性脑膜炎

亚急性起病、中毒症状重、脑膜刺激症状明显、特异性脑脊液改变:外观无色透明或混浊呈毛玻璃状,放置数小时后可见白色纤维薄膜形成,直接涂片可找到结核杆菌。脑脊液压力正常或升高,细胞数增至$(11\sim500)\times10^6$/L,以淋巴细胞为主,糖和氯化物含量降低,氯化物低于109.2 mmol/L,葡萄糖低于2.2 mmol/L,蛋白质含量多中度增高,抗结核治疗有效等。

2.化脓性脑膜炎

起病急,感染症状重,多好发于婴幼儿、儿童和老年人。常有颅内压增高,脑膜刺激症状,脑实质受累表现、血常规示白细胞升高,中性粒细胞升高、脑电图表现为弥漫性慢波。脑脊液白细胞增多，常在 $(1.0\sim10)\times10^9$/L，蛋白质含量升高，糖和氯化物含量降低，脑脊液细菌培养和细菌涂片可检出病原菌。

3.新型隐球菌性脑膜炎

以头痛剧烈、视力下降为主要临床表现，无低热、盗汗等结核毒血症状，脑脊液墨汁染色阳性和真菌培养可资鉴别。

4.其他病毒引起的中枢神经系统感染

如巨细胞病毒性脑炎，亚急性或慢性起病，出现意识模糊、记忆力减退、情感障碍、头痛等症状和体征，血清、脑脊液的病毒学和免疫学检查可明确具体的病毒型别。

二、治疗

（一）治疗原则

及早、足量、足程应用抗病毒治疗，抑制炎症，降颅压，积极对症和全身支持治疗，防止并发症等。

（二）治疗方案

（1）抗病毒治疗：应选用广谱、高效、低毒药物。常选用阿昔洛韦30 mg/(kg · d)，分3次静脉滴注，连用14～21天；或选用更昔洛韦 5～10 mg/(kg · d)，静脉滴注，连用10～14天。当临床表现提示单纯疱疹病毒性脑炎时，即应给予阿昔洛韦治疗，不必等待病毒学结果而延误治疗。

（2）免疫治疗：能控制炎症反应和减轻水肿，可早期、大量和短程给予糖皮质激素，临床上多用地塞米松 10～20 mg/d，1次/天，静脉滴注，连用10～14天，而后改为口服泼尼松 30～50 mg，晨起顿服，病情稳定后每3天减5～10 mg，直至停止。病情严重时可采用甲泼尼龙冲击疗法，用量 500～1 000 mg，静脉点滴，每天1次，连续3天，而后改为泼尼松 30～50 mg 口服，每天上午1次，以后3～5天减5～10 mg，直至停止。还可选用干扰素或转移因子等。

（3）针对高热、抽搐、精神错乱、躁动不安、颅内压增高等症状可分别给予降温、抗癫痫、镇静和脱水降颅压等相应处理。

（4）应注意保持营养、水及电解质平衡、呼吸道通畅等全身支持治疗，并防治各种并发症。

（5）恢复期可采用理疗、按摩、针灸等促进肢体功能恢复。

第三节　急性细菌性脑膜炎

急性细菌性脑膜炎引起脑膜、脊髓膜和脑脊液化脓性炎性改变，又称急性化脓性脑膜炎，多种细菌如流感嗜血杆菌、肺炎链球菌、脑膜炎奈瑟菌为最常见的引起急性脑膜炎者。

一、临床表现

（一）一般症状和体征

该病呈急性或暴发性发病，病前常有上呼吸道感染、肺炎和中耳炎等其他系统感染。患者的症状、体征可因具体情况表现不同，成人多见发热、剧烈头痛、恶心、呕吐和畏光、颈强直、Kernig 征和 Brudzinski 征等，严重时出现不同程度的意识障碍，如嗜睡、精神错乱或昏迷。患者出现脑膜炎症状前，如患有其他系统较严重的感染性疾病，并已使用抗生素，但所用抗生素剂量不足或不敏感，患者可能只以亚急性起病的意识水平下降作为脑膜炎的唯一症状。

婴幼儿和老年人患细菌性脑膜炎时脑膜刺激征可表现不明显或完全缺如，婴幼儿临床只表现发热、易激惹、昏睡和喂养不良等非特异性感染症状，老年人可因其他系统疾病掩盖脑膜炎的临床表现，须高度警惕，需腰椎穿刺方可确诊。

脑膜炎奈瑟菌脑膜炎可出现暴发型脑膜脑炎，是因脑部微血管先痉挛后扩张，大量血液聚积和炎性细胞渗出，导致严重脑水肿和颅内压增高。暴发型脑膜炎的病情进展极为迅速，患者于发病数小时内死亡。华-佛综合征发生于10%～20%的患者，表现为融合成片的皮肤瘀斑、休克及肾上腺皮质出血，多合并弥散性血管内凝血（DIC），皮肤瘀斑首先见于手掌和脚掌，可能是免疫复合体沉积的结果。

（二）非脑膜炎体征

非脑膜炎体征可发现紫癜和瘀斑，被认为是脑膜炎双球菌感染疾病的典型体征，发现心脏杂音应考虑心内膜炎的可能，应进一步检查，特别是血培养发现肺炎链球菌和金黄色葡萄球菌时更应注意：蜂窝织炎，鼻窦炎，肺炎，中耳炎和化脓性关节炎；面部感染。

（三）神经系统合并症

细菌性脑膜炎病程中可出现局限性神经系统症状和体征。

1.脑神经麻痹

炎性渗出物在颅底积聚和药物毒性反应可造成多数脑神经麻痹，特别是前庭耳蜗损害，以展神经和面神经多见。

2.脑皮质血管炎性改变和闭塞

脑皮质血管炎性改变和闭塞表现为轻偏瘫、失语和偏盲。可于病程早期或晚期脑膜炎性病变过程结束时发生。

3.癫痫发作

局限和全身性发作皆可见，包括局限性脑损伤、发热、低血糖、电解质紊乱(如低血钠)、脑水肿和药物的神经毒性(如青霉素和亚胺培南)，均可能为其原因。癫痫发作在疾病后期脑膜炎经处理已控制的情况下出现，则意味着患者存有继发性合并症。

4.急性脑水肿

细菌性脑膜炎可出现脑水肿和颅内压增高，严重时可导致脑疝。颅内压增高必须积极处理，如给予高渗脱水剂，抬高头部，过度换气和必要时脑室外引流。

5.其他

脑血栓形成和颅内静脉窦血栓形成，硬膜下积脓和硬膜下积液，脑脓肿形成甚或破裂。长期的后遗症除神经系统功能异常外，10%～20%的患者还可出现精神和行为障碍，以及认知功能障碍。少数儿童患者还可遗留有发育障碍。

二、诊断要点

(一)诊断

根据患者呈急性或暴发性发病，表现为高热、寒战、头痛、呕吐、皮肤瘀点或瘀斑等全身性感染中毒症状，颈强直及 Kernig 征等，可伴动眼神经、展神经和面神经麻痹，严重病例出现嗜睡、昏迷等不同程度的意识障碍，脑脊液培养发现致病菌方能确诊。

(二)辅助检查

1.外周血象

白细胞计数增高和核左移，红细胞沉降率增高。

2.血培养

血培养应作为常规检查，常见病原菌感染阳性率可达 75%，若在使用抗生素 2 小时内腰椎穿刺，脑脊液培养不受影响。

3.腰椎穿刺和脑脊液检查

本检查是细菌性脑膜炎诊断的金指标，可判断严重程度、预后及观察疗效，腰椎穿刺对细菌性脑膜炎几乎无禁忌证，相对禁忌证包括严重颅内压增高、意识障碍等；典型脑脊液为脓性或浑浊外观，细胞数(1 000～10 000)$\times 10^6$/L，早期中性粒细胞占85%～95%，后期以淋巴细胞及浆细胞为主；蛋白质含量增高，可达1～5 g/L，糖含量降低，氯化物亦常降低，致病菌培养阳性，革兰氏染色阳性率达60%～90%，有些病例早期脑脊液离心沉淀物可发现大量细菌，特别是流感嗜血杆菌和肺炎链球菌。

4.头颅CT或MRI等影像学检查

头颅CT或MRI早期可与其他疾病鉴别，后期可发现脑积水(多为交通性)、静脉窦血栓形成、硬膜下积液或积脓、脑脓肿等。

三、治疗方案及原则

(一)一般处理

一般处理包括降温、控制癫痫发作、维持水及电解质平衡等，低钠可加重脑水肿，处理颅内压增高和抗休克治疗，出现DIC应及时给予肝素化治疗。应立即采取血化验和培养，保留输液通路，头颅CT检查排除颅内占位病变，立即行诊断性腰椎穿刺。当脑脊液结果支持化脓性脑膜炎的诊断时，应立即转入感染科或内科，并立即开始适当的抗生素治疗，等待血培养化验结果才开始治疗是不恰当的。

(二)抗生素选择

表4-2中的治疗方案可供临床医师选择，具体方案应由感染科医师决定。

表4-2　细菌性脑膜炎治疗的抗生素选择

人群	常见致病菌	首选方案	备选方案
新生儿<1个月	B或D组链球菌、肠杆菌科、李斯特菌	氨苄西林+庆大霉素	氨苄西林+头孢噻肟或头孢曲松
婴儿1～3个月	肺炎链球菌、脑膜炎奈瑟菌、流感嗜血杆菌、新生儿致病菌	氨苄西林+头孢噻肟或头孢曲松±地塞米松	氯霉素+庆大霉素
婴儿>3个月，儿童<7岁	肺炎链球菌、脑膜炎奈瑟菌、流感嗜血杆菌	头孢噻肟或头孢曲松±地塞米松±万古霉素	氯霉素+万古霉素或头孢吡肟替代头孢噻肟

续表

人群	常见致病菌	首选方案	备选方案
儿童 7～17 岁和成人	肺炎链球菌、脑膜炎奈瑟菌、李斯特菌、肠杆菌科	头孢噻肟或头孢曲松＋氨苄西林±万古霉素	青霉素过敏者用氯霉素＋TMP-SMZ
儿童 7～17 岁和成人	(对肺炎链球菌抗药发生率高组)	万古霉素＋第三代头孢＋利福平	氯霉素(非杀菌)
HIV 感染者	同成人＋梅毒、李斯特菌、隐球菌、结核分枝杆菌	病原不清时同成人＋抗隐球菌治疗	
外伤或神经外科手术者	金黄色葡萄球菌、革兰氏阴性菌、肺炎链球菌	万古霉素＋头孢他啶(假单胞菌属加用静脉±鞘内庆大霉素),甲硝唑(厌氧菌)	万古霉素＋美罗培南

(三)脑室内用药

脑室内使用抗生素的利弊尚未肯定,一般情况下不推荐使用,某些特殊情况如脑室外引流、脑脊液短路术或脑积水时,药代动力学及药物分布改变可考虑脑室内用药。表 4-3 供参考。

表 4-3　脑室内应用抗生素的剂量

抗生素	指 征	每天剂量
万古霉素	苯甲异噁唑青霉素抗药	5～20 mg(或 5～10 mg/48 h)
庆大霉素	革兰氏阴性菌严重感染	2～8 mg(典型剂量 8 mg/d)
丁胺卡那霉素	庆大霉素抗药	5～50 mg(典型剂量 12 mg/d)

(四)糖皮质激素的应用

为预防神经系统后遗症如耳聋等,可在应用抗生素前或同时应用糖皮质激素治疗。小儿流感嗜血杆菌脑膜炎治疗前可给予地塞米松,0.15 mg/kg,1 次/6 小时,共 4 天,或 0.4 mg/kg,1 次/12 小时,共 2 天。

第五章

脑血管疾病

第一节 脑 梗 死

一、概述

脑血管疾病临床上可分为急性和慢性两种类型。急性脑血管病是一组突然起病的脑血液循环障碍,表现为局灶性神经功能缺失,甚至伴发意识障碍,称为脑血管意外或脑卒中。慢性脑血管病是指脑部因慢性的供血不足,而致脑代谢障碍和功能衰退,症状隐袭,逐渐进展,如脑动脉硬化症、血管性痴呆等。

脑梗死是指局部脑组织包括神经细胞、胶质细胞和血管由于血液供应缺乏而发生的坏死。血栓性脑梗死是指由于脑动脉血栓形成引起该动脉供血区脑组织坏死、软化。引起脑梗死的根本原因是供应脑部血液的颅外或颅内动脉发生闭塞性病变而未能获得及时、充分的侧支循环,使局部脑组织的代谢需要与可能得到的血液供应之间发生超过一定限度的供不应求现象。脑血管急性闭塞后,依侧支循环形成的时间和程度,闭塞血管的供血区可发生全区梗死或小梗死。脑动脉粥样硬化所致的颈内动脉系统血栓形成,心源性或血管源性栓塞,感染或非感染性颅内大动脉炎常是造成此类疾病的主要原因,因病变的血管部位不同可出现肢体活动障碍、言语障碍、意识障碍、精神情感障碍、视野缺损等相应的临床症状和体征。

本病相当于中医的"中风""偏枯""偏风""风痱""半身不遂"和"单臂不遂"等证。对其记载,始见于《黄帝内经》。如《灵枢·刺节真邪论》云:"虚邪偏容于身半,其入深,内居荣卫,荣卫稍衰,则真气去,邪气独留,发为偏枯";《素问·通评虚实论》且认识到"……仆击、偏枯……甘肥贵人,则高粱之疾也。"

对其病因病机及治法的论述颇多。唐宋以前,以"内虚邪中"立论,《金匮要略》认为其病因为络脉空虚,风邪入中。治疗主张祛风邪、益正气。而唐宋以后,则以“内风”立论。其中刘河间力主“心火暴甚”,李东垣认为“正气自虚”,朱丹溪主张“湿痰生热”,张景岳倡“非风”,提出“内伤积损”的论点,于清代形成了较完整的中风病治疗法则。近人张伯龙等认识到本病发生主要是“阴阳失调,气血逆乱,直冲犯脑”。近年来,通过理论研究与临床实践,对于中风病痰热腑实证采用通腑化痰法取得了较好的疗效,活血化瘀法也被广泛应用。

二、病因

(一)中医认识

本病多因年老体衰;或劳倦内伤致气血内虚;或恣食肥甘损伤脾胃,痰浊内生,阻滞经脉;或情志不遂、气候突变诸因素使气血逆乱,运行不畅,脑脉瘀阻而发病。

(二)西医认识

病因主要有以下 3 个方面。

1.血管病变

最重要而常见的血管病变是动脉粥样硬化和在此基础上发生的血栓形成。其次是高血压病伴发的脑小动脉硬化。其他还有血管发育异常,如先天性动脉瘤和脑血管畸形可发生血栓形成,或出血后导致邻近区域的血供障碍;一些非感染性的脉管炎、动脉炎;动脉壁创伤,如损伤、手术、导管、穿刺等创伤后的血管闭塞;感染性的风湿热、结核病、钩端螺旋体病和国内已极罕见的梅毒等所致的动脉内膜炎;少见的主动脉、颈部大动脉的夹层动脉瘤等。

2.血液成分的改变

血管病变处内膜粗糙,使血液中的血小板易于附着、积聚以及释放更多的5-羟色胺等化学物质;血液成分中脂蛋白、胆固醇、纤维蛋白原等含量的增加,可使血液黏度增高和红细胞表面负电荷降低,致血流速度减慢;以及血液病如白血病、红细胞增多症、严重贫血等和各种引起血凝固性增高的因素均易于引发血栓形成,如无充分的及时的侧支循环建立,则常导致脑梗死。

3.血流改变

脑血流量的调节,受到多种因素的影响。血压的改变是影响脑局部血流量的重要因素,当平均动脉压低于 9.3 kPa(70 mmHg)和高于 24.0 kPa(180 mmHg)时,由于血管本身存在的病变,管腔狭窄,自动调节功能失效,局部脑组织的血供将发生障碍。

三、发病机制

(一)中医病机

1.年老久病,正气虚衰

中年以上,元气渐亏,“年四十而阴气自半,起居衰”。或久病,复加以情志过极,使阴亏于下,阳亢于上,阳亢化风,夹痰浊瘀血上扰清窍,淤滞脑脉,发为本病,此即《临证指南医案·中风》中的“肝血肾液内枯,阳扰风旋乘窍”之说。

2.劳倦所伤,内风动越

一是指人身阳气若扰动太过则亢奋不敛,所谓“阳气者,烦劳则张”;再是指操劳太过,形神失养,以致阴血暗耗,虚阳化风上扰;三是房劳过度,纵欲伤精,精亏血少,虚火上浮。三者使阳气上涨,引动风阳,内风旋动,气火俱浮,迫血上涌,或夹痰浊瘀血上壅清窍。故有“阴虚于下,阳浮于上,则风以虚而暗煽,津伤液耗,营养不充,则风以燥而猖狂”之说。

3.饮食不节,痰浊内生

过食肥甘厚味或饮酒过度,以致脾胃受伤。脾失健运,痰浊内生,痰郁化热,引动肝风,夹痰上扰,蒙蔽清窍,壅滞脑脉。

4.五志过极,气机郁滞

七情失调,气机不畅,血行淤滞,阻于脑脉,心火暴甚,引动内风,风火相煽;或暴怒伤肝,肝阳暴张,内风动越,气血逆乱,上冲犯脑,阻于脑窍。

5.气候变化

素体气血失调,阴阳失衡,风火、痰瘀等致病因素伏藏于内,一时骤然变换环境,或气候变化,可诱发本病。多见于气候多变之时,尤其入冬骤然变冷,或早春骤然转暖,或炎夏酷热之时为多见。骤然寒冷,寒凝血滞,脉道不利,早春骤然转暖之时,正值厥阴风木主令,内应于肝,风阳暗动,或炎夏酷热,腠理开泄,汗出过多,津液耗伤,血虚液燥,血行不畅等,均可发为中风。

(二)西医病机

1.动脉硬化性脑血栓

动脉硬化性脑血栓又叫动脉硬化性脑梗死。在血管壁病变的基础上加上血液成分异常(血液黏度增高或凝血机制异常)和/或血流动力学改变,如高血压、低血压和心脏功能障碍所引起。主要是动脉内膜深层的脂肪变性和胆固醇沉积,形成粥样硬化斑块及各种继发病变,使管腔狭窄甚至阻塞。病变逐步发展,可致内膜破裂,内膜下出血和形成内膜溃疡。内膜溃疡处易发生血栓形成,使管腔进一步狭窄或闭塞。由于动脉粥样硬化好发于大血管的分叉处及弯曲处，故脑血栓的好发部位为大脑中动脉、颈内动脉的虹吸部及起始部、椎动脉及基底动脉中下段等。由于脑动脉有丰富的侧支循环，管腔狭窄需达80%以上才会影响脑血流量。逐渐发生的动脉硬化斑块一般不会出现症状，当内膜损伤破裂形成溃疡后，血小板及纤维素等血中有形成分黏附、聚集、沉着形成血栓。当血压下降、血流缓慢、脱水等使血液黏度增加，致供血减少或促进血栓形成的情况下，即出现急性缺血症状。

2.分水岭脑梗死(CWSI)

分水岭脑梗死是脑内相邻的较大血管供血区之间即边缘带局限性缺血，出现相应的神经功能障碍。但有人认为微栓子进入脑皮质血管分支也可引起本病，少量微栓子进入锐角分支的深部血管阻塞在软脑膜小动脉内，会引起皮层支分水岭梗死，如果阻塞中央支小动脉则会引起脑深部分水岭梗死。颈动脉粥样硬化斑块是栓子的重要来源。

3.腔隙性脑梗死

腔隙性脑梗死是由高血压脑小动脉硬化引起的一种特殊类型微梗死。有人认为少数病例也可由动脉粥样硬化导致的微栓塞引起，是指位于脑干和大脑深部的小动脉闭塞产生的微梗死。晚期因微小的软化灶内的坏死组织被清除后遗留小的囊腔故称腔隙，主要见于深穿支供血区。

4.脑栓塞

脑栓塞是指来自身体各部位的栓子，经颈动脉或椎动脉进入颅内，阻塞脑部血管，引起脑功能障碍。导致脑栓塞的原因很多，按栓子来源可分三类。

(1)心源性：风湿性心脏病尤其是二尖瓣狭窄合并心房纤颤时，左心房附壁血栓脱落是最常见的原因，占半数以上。细菌性心内膜炎时瓣膜上的炎性赘生物脱落、心肌梗死或心肌病的附壁血栓、二尖瓣脱垂和心脏手术合并症等亦可引起。

(2)非心源性：主动脉弓以及发出的大血管的动脉粥样硬化斑块和附着物脱落，引起的血栓栓塞也是脑栓塞的常见原因。另外，还有炎症的脓栓，骨折的脂肪栓，人工气胸、气腹的空气栓，癌栓，虫卵栓和异物栓等。

(3)来源不明：少数病例虽经多方检查亦未发现栓子的来源。

四、病理

(一)中医

本病有中经络与中脏腑之分。中经络多由痰浊、瘀血、气血逆乱、寒凝血滞导致经脉不畅，而致半身不遂，口舌歪斜、言语不清、神志清醒；中脏腑多由痰浊、瘀血、气血逆乱、寒凝血滞导致清窍郁闭，所致神昏，或失语，或半身不遂等。中风脱证是由于正气虚衰，而致神昏日渐加重，病情危笃，冷汗淋漓，目合口开，舌卷囊缩，气息低微，脉微欲绝。本病的病机转化决定于机体正气与痰浊、瘀血、内风等病邪的相争及变化。邪气轻浅正气不虚易于康复；若邪气盛，脑脉痹阻，清窍蒙闭，正气不衰，经辨证救治，痰热得化，内风平熄，瘀血祛除，神昏渐苏，半身不遂诸症亦可减轻；若正气先衰，邪气过盛，或失治误治，窍闭不开，正气日衰，元气败脱，则预后不良。

(二)西医

1.病理

大约 4/5 的脑梗死发生于颈内动脉系统，发生于椎-基底动脉系统者仅占 1/5。发生梗死的血管依次为颈内动脉、大脑中动脉、大脑后动脉、大脑前动脉及椎-基底动脉。闭塞血管内可见血栓形成的栓子、动脉粥样硬化或血管炎等改变。腔隙性梗死呈不规则的圆形、卵圆形、狭长性，直径多为 3～4 mm，小者可为 0.2 mm，大者可达 15～20 mm，病变血管多为直径 100～200 μm 的深穿支，多见于豆纹动脉、丘脑深穿动脉及基底动脉的旁中线支分布区。病灶主要分布于基底核区、放射冠、丘脑和脑干，大脑、小脑和脑皮质及胼胝体亦偶可见到，尤以基底核区发病率最高。大体标本可见腔隙为含液体的腔洞样小软化灶，内有纤细的结缔组织小梁，并可见吞噬细胞；也可见微血管瘤，脑、基底核萎缩，胼胝体变薄等。病变血管可见透明变性、玻璃样脂肪变、玻璃样小动脉坏死、血管壁坏死和小动脉硬化等。

大面积脑梗死有时出现病灶区的渗血，常发生于病后的 1 周到数周，一般认为血栓和栓子自然崩解或治疗后发生碎裂，溶解，使闭塞血管再通，而闭塞的这段血管壁因缺血已发生损坏，当正常压力的血流经过受损血管时，即可引起血管破裂出血，而形成出血性梗死，因大面积脑梗死受损的脑组织范围较大，受损血管相对较多而严重，这可能是较多出现梗死区出血的原因。

脑动脉闭塞 6 小时内脑组织改变尚不明显，属可逆性。8～48 小时缺血最重的中心部位发生软化，并出现脑组织肿胀、变软，灰白质界限不清。如病变范围大，脑组织高度肿胀时，可向对侧移位，甚至形成脑疝。镜下见组织结构不清，神经细胞及胶质细胞坏变，毛细血管轻度扩张，周围可见液体或红细胞渗出，此期为坏死期。动脉阻塞 2～3 天后，特别是 7～14 天，脑组织开始液化，脑组织水肿明显，病变区明显变软，神经细胞消失，吞噬细胞大量出现，星形细胞增生，此期为软化期。3～4周后液化的坏死组织被吞噬和移走，胶质增生，小病灶形成胶质瘢痕，大病灶形成中风囊，此期称恢复期，可持续数月至2年。上述病理改变称白色梗死。少数梗死区，由于血管丰富，于再灌流时可继发出血，呈现出血性梗死或称红色梗死。依病程进展，又可分别衍变为白色软化或红色软化。

(1)白色软化：病理过程可分为3期。①急性期：血供丧失1～2天内缺血区脑组织肿胀，切面上稍凸起，触之发硬。2～3天后该区变软，灰质、白质分界不清。显微镜下可见神经细胞大片消失，残存者呈缺血性改变。血供恢复后数小时坏死区内可有中性多核白细胞，一般在1～2天消失。②软化期：动脉闭塞后2～3天，缺血区变软，切面淡黄色。显微镜下神经组织结构破坏、缺损、不连续，神经细胞、神经纤维消失，而为大量格子细胞所代替。格子细胞为少胶质细胞及血管外膜细胞转化而来，其胞质含大量吞噬的胶质而呈格子状。星形胶质细胞增生，常呈肥胖变性。③修复期：病变区凹陷，小病灶则为瘢痕组织修复，病灶较大则常形成囊腔，内含液体。可有较多的纤维束纵横分隔形成多房状。显微镜下见格子细胞已大为减少，瘢痕组织主要由星形胶质细胞及其纤维所组成。

(2)红色软化：多见于脑栓塞时。因栓子阻塞动脉后常发生阻塞处远端的动脉痉挛，当痉挛缓解后栓子流向末梢血管，原被梗阻区血管壁坏死、出血，形成出血性梗死。也见于因低血压而致的脑梗死。显微镜下见软化区的格子细胞内含大量含铁血黄素，使组织呈黄色或棕色。吞噬含铁血黄素的格子细胞，可多年甚至永久不消失。

2.病理生理

脑动脉阻塞或严重狭窄所致脑血流中断后，部分脑组织在数分钟内形成不可逆损伤，还有一部分脑组织可以通过侧支循环得到一定量的血流，使之维持在代谢水平以上、电活动需要量之下，即缺血半暗带。实验表明，如果这种不稳定的血液循环3～4小时仍不改变，则可出现脑组织代谢障碍。文献报道，严重的脑缺血时间很短，神经元可不发生损害；中度脑缺血若持续几小时，神经元即可遭受较重的损害。这说明神经元不可逆损害的程度和范围与缺血持续的时间有密切关系，缺血时间越短，恢复的程度越大。

(1)脑缺血时的血流分布。在急性期梗死后的短时间内，梗死动脉所供血的脑组织的病理生理发生以下3层变化：中心缺血区、围绕梗死中心的半暗带区以及围绕半暗带的周边带。

1)中心缺血区：由于急性脑梗死所致的血流中断，脑组织完全缺血缺氧，很快发生软化、坏死，神经元功能丧失呈不可逆变化，难以恢复。

2)半暗带：1997 年 ASRUP 将半暗带这一名词定义为围绕在不可逆损伤之外的电生理活动消失，但尚能维持自身离子平衡的脑组织。脑缺血半暗带是坏死灶的中心和正常脑组织间的移行区，脑血流量在 23～10 mL/(100 g・min)，半暗带不是静止的，随时间和治疗其大小可发生变化。半暗带区是脑细胞极化、炎症、凋亡起作用的地方。半暗带的特殊临床意义，使其成为脑缺血和脑保护的研究热点之一。①半暗带的形态学特征：半暗带的证实或确认通常是通过脑血流的测定结合电生理检测方法得出。用组织病理学方法不能直接证明动物个体某区的脑组织是否为半暗带，但可以通过严格的动物实验以组间等位脑组织的变化取代个体同一脑组织的动态变化，间接证明某区脑组织缺血损伤的可挽救性。Memezawa 等用大鼠大脑中动脉短暂脑缺血(60 分钟)再灌注模型研究发现，被再灌注挽救的缺血脑组织与脑梗死区有很大的重叠，主要在大脑中动脉与大脑前动脉供血区的交界处，认为此区即为半暗带。Strong 在猫局灶缺血模型中也发现梗死周围有神经元缺血和散在神经元坏死，类似结果在鼠 MCA 阻塞模型中也得到证实。上述这些动物实验均证明半暗带的存在，但在人类由于进行尸检患者脑梗死时间过长而未发现半暗带。②半暗带的代谢变化：在血管闭塞后的最初几小时内，不同水平的血流量对脑代谢有不同的影响。半暗带有独特的代谢变化，其特点之一就是糖的利用率升高。Paschen 等对其高糖利用率、能量代谢和脑血流量(CBF)的关系做了详细的研究，发现脑血流量降低时脑组织糖代谢呈先升高后降低的模式，并认为从开始出现糖代谢率增加到 ATP 完全耗竭代表了半暗带的代谢等值区。半暗带的糖代谢率升高反映了无氧酵解对糖的需求，从侧面支持神经细胞死亡的兴奋性假说，反映了蛋白质和其他大分子对能量的需要。蛋白质衰变也是半暗带的重要病理生理改变。半暗带区由于缺血，可导致局部乳酸积累，出现严重酸中毒；但该区残留的能量所提供的 ATP 可接近正常水平。区域内的离子泵尚能维持其功能，即仍可以维持细胞内 K^+ 和细胞外 Na^+ 的浓度差。严重脑缺血区域内，残留的能量已降低到不能维持离子原来的水平，ATP 明显降低，可引起 K^+ 渗出细胞外，Na^+ 进入细胞内。③半暗带存在时间：缺血期间，使脑血流量维持在半暗带的血流区间，当再灌流时，神经元功能可迅速恢复正常，这种可恢复性是半暗带的重要特征。缺血半暗带的存在时间，不同研究结果也不相同。目前只是根据动物实验估计半暗带可持续几小时。半暗带可存在一定的时间，这为临床上脑梗死的治疗提供了一个时间窗。抓住时机，在这个时间窗内采取干预措施，促使半暗带向正常组织转化或稳定半暗带，以便赢得进一步治疗时间，这在临床上是很重要的，也是可行的。

3)脑缺血与脑的无复流现象:脑缺血后,如立即去除病因仍不能导致脑的血液再循环,这种现象称为脑的无复流现象。实验证明,这种无复流程度随缺血时间的延长而加重。一般说来,全脑缺血 15 分钟,95%的脑组织产生无复流现象。而局部脑缺血 2～24 小时内恢复者,则不发生这种无复流现象。造成无复流现象的原因可能是梗死区血管灌注压的急剧降低,组织的缺血和毛细血管的阻塞、血液黏度增高等病变,使梗死区的血液不能供应。实验表明,如果能够防止脑内微血管的阻塞,维持血流的通畅,便可大大延长脑细胞耐受缺氧的时间。

4)过度灌注综合征:脑缺血后缺血区血管扩张可反射性地引起脑灌注量增加,使该区的局部脑血流高于正常,但组织对氧的实际交换率却降低,因此造成了缺血以后在缺血区的充血或过度灌注现象;与此同时,健侧半球的脑血流可见降低,这一现象通常 3 周以后会逐渐恢复。

5)脑内盗血现象:此现象系颅内血管发生阻塞,由于梗死区脑组织缺氧,可使该区内的血管扩张和代偿性脑血流量增加。在这种情况下,任何作用于正常脑血管的扩张剂,均可引起正常脑组织的血管扩张,因而减少了梗死区的脑血流,进而加重了脑梗死的症状,这一现象称为脑内盗血现象。如氨茶碱类药物可引起正常血管的收缩,血流阻力增加和脑血流量降低,但对梗死区的血管却起相反作用,可引起该区血管的进一步扩张和脑血流量增加,这一现象称为脑内反盗血现象。

(2)脑缺血后神经元坏死的机制有以下几点。

1)兴奋性氨基酸毒性:脑缺血常导致神经元死亡,但神经元的损伤不是直接由低氧或缺乏中间代谢物质引起。脑缺血时神经元大量释放的兴奋性氨基酸(EAA)对神经元的损伤起着关键作用。兴奋性氨基酸主要存在于神经元突触末梢,其次尚存在于各种神经元胞体以及胶质细胞胞质中。其中以谷氨酸(Glu)与天门冬氨酸在脑内含量最高,神经元中有合成这些 EAA 的丰富酶系。Glu 是中枢神经系统主要兴奋性介质,在维持神经元正常信号传递过程中起重要作用。Glu 大量释放后,激活谷氨酸受体,使钙离子通过受体控制性和电位敏感性离子通道流入及从细胞钙库内流出到细胞内,导致钙超载等一系列变化,最终导致神经细胞急性肿胀,代谢衰竭而死亡。①脑缺血时 Glu 的大量释放及重摄取受阻:正常情况下,Glu 的释放是通过突触前膜电压门控性通道的 Ca^{2+} 依赖的囊泡泡裂外排。突触间隙内的 Glu 主要通过神经末梢和胶质细胞 Glu 高亲和摄取系统主动重摄取,终止其作用,或在代谢酶作用下迅速灭活。被摄入胶质细胞的 Glu 经谷氨酰胺合成酶转化为谷氨酰胺;后者被转运回神经末梢,脱氧后转变为

Glu,这就是所谓的“谷氨酸-谷氨酰胺循环”。脑缺血缺氧时,细胞间隙 Glu 浓度剧增,其原因是 Glu 的大量释放及重摄取受阻。②Glu 大量释放:脑缺血缺氧造成的能量代谢障碍直接抑制细胞膜上 Na^+-K^+-ATP 酶活性,细胞膜外 K^+ 显著增多,神经元去极化,促使 Glu 的大量释放。研究表明,脑缺血时和缺血后 Glu 的释放存在两种不同的机制,在脑缺血过程中,Glu 主要是通过逆转神经末梢和胶质细胞质膜上高亲和性摄取载体的活动,把胞质内的 Glu 排至胞外,产生不依赖 Ca^{2+} 的非囊泡性释放,仅有少量是 Ca^{2+} 依赖性囊泡的泡裂外排。而在缺血后,Glu 主要是囊泡性释放。③重摄取机制受阻:脑缺血时 Na^+/K^+ 跨膜梯度破坏,造成跨膜上 EAA 载体逆向转运,缺血时 ATP 下降,K^+ 外流引起神经元去极化,全细胞电压结合法证明,神经元去极化抑制 Glu 的摄取,并使花生四烯酸(AA)释放增加,神经细胞暴露于 AA 2 分钟即可长时间抑制胶质细胞对 Glu 的摄取。脑缺血缺氧时,一方面 Glu 递质大量释放,而另一方面其重摄取受阻,使细胞间隙 Glu 积累,细胞间隙中大量的 Glu 使神经元去极化,使细胞外 K^+ 升高,从而产生恶性循环。④EAA受体的激活:脑内存在 EAA 的特异性受体,这些受体和兴奋性氨基酸的神经去极化活性有关,调节着 EAA 的生理性突触传递。EAA 在与其特异性受体结合后才能发挥作用。已知脑内存在的兴奋性氨基酸受体亚型,一般分成 3 种:N-甲基-*D*-天门冬氨酸(NMDA)受体,代谢型海藻酸盐/α-氨基-3-羟基-5-甲基-4-异噁唑丙酸(KA/AMDA)受体,以及 *L*-2-氨基-4-磷酰丁酸(L-AP_4)受体。中枢兴奋性突触传递主要由前 3 种受体介导,它们激活时开放阳离子通道,产生兴奋性突触后电位,引起突触后神经元发放。AM-DA 和 KA 受体门控通道的开启,产生 Na^+ 内流,K^+ 外流;NMDA 受体门控通道的开启产生 Ca^{2+} 内流,同时对 Na^+、K^+、Cl^- 等亦有通透性。亲代谢受体与 G 蛋白偶联,激活磷脂酶 C,使质膜内的磷脂酰肌醇(PIP_2)水解,产生胞内第二信使使甘油二酯(DAG)和三磷酸肌醇(IP_3),增加胞内 Ca^{2+} 库释放,对突触后神经元起到兴奋作用。L-AP_4受体可能是突触前兴奋性神经末梢上的 Glu 自身受体,对 Glu 释放起负反馈作用。⑤EAA 兴奋毒性及其机制:目前认为 EAA 兴奋毒性及其机制为 EAA 激活 AMDA/KA 受体,促进 Na^+ 内流和 K^+、Ca^{2+} 外流,造成细胞内外电解质紊乱,细胞因此肿胀。这一过程通常在缺血后 6～12 小时内已有明显改变,是可逆的,兴奋毒素去除以后可以恢复正常,为早期细胞损伤。

由于 EAA 不断增加,过度激活 NMDA 受体,该受体调控的 Ca^{2+} 通道病理性开放,引起 Ca^{2+} 内流。

通过 AMDA/KA 受体耦合通道进入细胞内的 Na^+ 引起的膜持续去极化启

动电压依赖性 Na^+ 通道开放，也增加 Ca^{2+} 内流及其从代谢库中的释放，造成细胞内 Ca^{2+} 超载。

细胞内 Ca^{2+} 增多，可激活磷脂酶 A_2（PLA_2）、PLC，使膜脂质降解，释放出大量花生四烯酸（AA）及其代谢产物白三烯（LT），也可释放血小板活化因子（PAF）等活性物质，使血管收缩，血-脑屏障受损害，造成血管通透性增加而引起血管源性脑水肿。

NMDA 受体激活后刺激 NOS 产生过量的 NO，加重神经元损害，亦是导致迟发性神经元死亡（DND）的主要原因，一般在缺血 3～7 天时最明显。

2）梗死周围去极化：梗死核心和半暗带区释放的钾和谷氨酸使去极化波增强半暗带区代谢负荷，触发扩散性抑制，使梗死中心扩展到半暗带区。其证据为梗死周围去极化的程度与梗死灶大小有关，药物阻断梗死周围去极化可缩小梗死灶范围，与梗死周围去极化减小呈线性关系。

半暗带区被认为有功能受损而无结构受损，其功能和代谢紊乱与血流量相关。血流速度下降时，首先是有氧酵解[阈值为 0.35 mL/(g・min)]，其次是神经递质释放和能量代谢紊乱[约为0.20 mL/(g・min)]，最后是缺氧去极化[0.15 mL/(g・min)]。自显影脑血流量测定及生物发光技术显示梗死中心区（无 ATP）可逐渐扩展到半暗带区，直至使半暗带区在几小时内消失，提示半暗带区的有限存活是梗死周围去极化，导致组织反复缺氧发作所致，同时增加的代谢负荷没有与相应的侧支血流供血增加耦联。这可解释药物抑制梗死周围去极化降低代谢紊乱的阈值为何能缩小梗死灶体积。

局部缺血损害的周围发生的反复扩散抑制样去极化，是梗死核心因缺氧释放的钾和兴奋性氨基酸触发的。在梗死半球的正常灌注脑区，扩散性抑制的代谢负荷与血流量平行增加相耦联以确保足够的氧供给。而在半暗带区，侧支血流量下降导致组织缺氧。梗死周围扩散性抑制可诱发除缺血中心外所有脑区（即半暗带区和周围正常脑区）即刻基因的表达。在半暗带区，扩散性抑制诱发的缺氧产生额外的应激反应，表现为某些蛋白的表达和整个蛋白质合成的抑制。在半暗带区最严重的缺血部分，梗死周围去极化可转为末期去极化，导致梗死灶中心逐渐扩大。缺血后应用 NMDA 和非 NMDA 受体拮抗剂可抑制梗死周围去极化，逆转半暗带区蛋白质合成的抑制，减小梗死面积。这些观察显示梗死周围去极化加重局部缺血损伤，提示治疗性的抑制去极化可减小梗死面积。

3）细胞凋亡。细胞死亡分为两类：一类是有害信号的极度刺激造成的病理性死亡，即坏死；另一类是生理性细胞死亡，又称细胞程序性死亡（PCD）或凋亡，它是细胞内外因素激活细胞本身自杀程序而引起。近年来研究提示 PCD 是缺血过程中神经元损伤的一种形式，特别是在迟发性神经元损伤中，为缺血性神经元损伤的机制及治疗研究提供了新的途径。

PCD 是指以细胞和胞核皱缩染色质密度增加，胞膜发泡为特征的一种主动的细胞死亡。坏死以细胞肿胀和裂解为特征，与炎症反应有关；凋亡则以特异的形态学及系列化表现、特异性基因程序的参与和无炎症性为特征。凋亡细胞明显皱缩，染色质固缩并碎裂成靠近核膜的碎片，最后分裂成几个致密小体即凋亡小体。这些细胞由巨噬细胞或邻近细胞吞噬而被彻底消灭，但不刺激免疫系统。凋亡早期 DNA 被 Ca^{2+}/Mg^{2+} 依赖性核酸内切酶裂碎为寡核小体大小的片段，凝胶电泳后呈 DNA 梯带；而坏死产生随机的 DNA 裂解片段，电泳后呈一连续的涤片状 DNA 条带。①缺血损伤中 PCD 的证据：1990 年 Coto 和 shigeno 使用蛋白合成抑制剂亚胺环己酮可减少因缺血导致的迟发性神经元坏死，提出神经元损伤中可能存在 PCD。Linnik 采用亚胺环己酮持续脑室灌流，缺血区梗死体积有显著下降，蛋白质合成降低 70%，提示新蛋白合成参与了缺血时神经元损害。核酸内切酶抑制剂可保护各种类型的 PCD，有学者用核酸内切酶抑制剂金精三羟酸治疗，可缓解继发性神经元死亡，证实了迟发性神经元死亡与 PCD 有某种共同机制。特征性的 PCD 细胞形态和 DNA 断片是 PCD 的两个重要标志。Mac Manus 于 1993 年底和1994 年初首先报道：大鼠全脑缺血后，海马 CA_1 区和纹状体背侧组织中 DNA 提取物呈云梯状，而且发现 DNA 断裂发生在经历选择性神经元死亡而非其他类型的海马 CA_1 细胞中；大鼠右侧大脑皮质短暂局灶性缺血后，在同侧细胞的原位看到 DNA 损伤，DNA 损伤被终端标记技术测量，显示随缺血时间的延长，DNA 损伤量增加。因此他们提出大鼠全脑缺血或局灶性缺血后，神经元退变中有 PCD 成分。Kiherq 等用原位 DNA22 断裂染色技术发现，在沙土鼠短暂前脑缺血后 3 天，偶尔见到 CA_1 区神经元细胞固缩，并呈阳性染色。缺血后 5 天，核固缩的变性神经元数目明显增多，并且在这些神经元中清晰地可见染色 DNA 断裂情况，而外观正常的细胞核未着色。②PCD 细胞的解剖学分布：Li 等发现，短时间局灶性脑缺血后，在整个病灶中均有散在的 PCD 细胞；而长时间缺血后，在整个病灶中均有散在的凋亡细胞，但成群出现的大量的凋亡细胞主要分布于缺血灶边缘区的内层，相当于解剖上的半暗带区。PCD 细胞在梗死灶边缘区内层的大量存在，描绘了病灶在范围和立体空间上进展的轮廓。局灶脑缺血模型，病灶周边区仍有一定量的血液供应，细胞代谢障碍较轻，且为再灌注时再氧合的主要区域，为自由基的形成和 PCD 的发生提供了条件。

如果脑缺血没有适当纠正，或没有实施药物保护，半暗带区的细胞将会死亡，并最终成为永久性梗死灶的一部分。③PCD与迟发性神经元死亡：海马、纹状体、大脑和小脑皮质对缺血很敏感，缺血后发生迟发性神经元死亡。病理生理学研究提示由兴奋性氨基酸、自由基、细胞内 Ca^{2+} 升高引起，但细胞死亡的机制仍不清楚。目前一些研究提示迟发性选择性神经元死亡是通过 PCD 完成。Nitatori 等人将沙土鼠两侧颈总动脉阻塞 5 分钟后恢复正常血流，产生短暂性脑缺血，通过 TUNEL 方法，海马 CA_1 区锥体细胞于缺血第三天标记出 PCD 细胞，DNA 片段的凝胶电泳在第四天呈梯状，电镜下出现染色质凝聚成凋亡小体，指出 CA_1 区神经元迟发性死亡是 PCD 而不是坏死。④缺血时神经元 PCD 的机制。脑缺血时基因表达解释神经细胞 PCD 机制的学说主要有两个：一是营养理论，营养因子在神经细胞生存中起重要作用，在神经系统发育时，大量神经细胞 PCD，营养不是重要因素，一部分未能及时与靶细胞建立联系，获得营养支持细胞发生 PCD。在培养的神经元中，当去除营养因子时细胞同样发生 PCD，有研究表明营养因子可保护缺血神经元损害。另一是基因学说：目前认为许多基因可诱发或抑制细胞的 PCD。野生型 *P53*、*C-fos*、*C-jun*、*C-myc*、*ICE* 基因的表达能诱导凋亡的发生，而 *bcl-2* 和 *bcl-x* 则能抑制大多数 PCD 过程。Estus 发现不同系统的细胞凋亡需要不同的基因程序，jun 和 fos 家庭中的某个或某些成员是神经细胞 PCD 所必需的。脑缺血时多种 PCD 相关基因和蛋白的表达提示 PCD 机制参与缺血性脑损伤。Ca^{2+}、自由基和兴奋性氧基酸在 PCD 中的作用：目前，对脑缺血时的病理变化已进行了较深入的研究，有许多证据表明 Ca^{2+} 超载不仅可以引起细胞坏死，而且能触发细胞 PCD。Ca^{2+} 依赖的核酸内切酶可能参与核小体间 DNA 消化，形成寡聚核小体。细胞内 Ca^{2+} 升高还可增加氧自由基合成，引起细胞死亡基因的激活。目前研究提示自由基在 PCD 发生起重要作用，自由基升高可引起神经细胞的 PCD。有人将超氧化物歧化酶(SOD)蛋白或含有 SOD、cDNA 的表达性载体加入培养的交感神经元，使超氧化物降低，在撤除营养因子时，神经元 PCD 发生时间延迟，*bcl-2* 抑制 PCD 发生的机制可能是通过抑制超氧化物的产生而发生作用。脑缺血及再灌注过程中，细胞外兴奋性氨基酸升高，激活受体，使 Ca^{2+} 通道开放，导致神经元死亡，目前认为兴奋性氨基酸可促进细胞 PCD。Mitchel 在使用谷氨酸受体拮抗剂后可阻止纹状体神经细胞 PCD，提示兴奋性氨基酸在 PCD 中可能发挥作用。⑤PCD 在治疗中的意义：PCD 存在于缺血及神经退变性病症，这一发现为临床治疗此类疾病提供了新的途径。如果神经元是通过坏死而死亡，其治疗在于对抗引起坏死的物质。而对 PCD 则可通过干扰细胞死亡通路而达到治疗目的。目前，虽然PCD发生机制和通路尚未清楚，但研究表明，蛋白合成及核酸内切酶抑制剂可减轻神经元缺血性损伤。营养因子可抑制PCD，延长神经元生存，已用于缺血性疾病的治疗。*ICE*基因表达促进PCD，而*bcl*-2表达则抑制PCD，现在已有人试图用*bcl*-2遗传工程细胞来抑制早老性痴呆、帕金森病等病症的神经元退行性改变。因此，调节细胞死亡的控制基因表达有重要的治疗潜力。

4）炎症：脑缺血后的白细胞（中性粒细胞及单核细胞）浸润所致的炎症反应在缺血性脑损害的发生、发展中起的重要作用已被研究所证实。有关白细胞因子在神经系统疾病中的作用研究有了较大的进展，其在急性脑卒中时的表达及作用的机制方面也有了较多的发现。目前尤其以白细胞黏附因子、肿瘤坏死因子（TNF-2）及白介素-1（IL-1）的研究为多。①脑缺血时白细胞的黏聚和浸润：已知急性脑缺血时的病理过程中，小血管炎症反应是一个重要的环节。目前的研究已经证实，白细胞及其因子引发的血管炎症反应在脑缺血灶损伤中具有重要的作用。在白细胞激活及趋化反应中，白细胞穿越血管壁达效应组织的过程是一个十分复杂的过程，按其发生反应的先后，此过程是由3个步骤完成的。第一阶段可称为链系式滚动过程，其完成是经由一组黏附分子调节的。这些黏附分子也称为选择素，它们在蛋白结构上是同源的，依其来源不同分别命名为白细胞选择素、血小板选择素和内皮性选择素。在第一阶段中，血流中的白细胞先与炎症处或损伤部位的血管壁接近，然后逐渐脱离血流滞留在受损处。第二阶段中，随着滚动过程的停止，白细胞平置在血管内皮上，所以也称为黏附强化期，这一阶段的发生是由CD_{12}黏附分子（又称整合素）和细胞间黏附分子（ICAM）的相互作用来完成。CD_{18}按其结构上的差异又分为CDna、CDnb和CDnc 3种。而内皮细胞上的细胞间黏附分子则包括ICAM-1和ICAM-2两种。ICAM实际上是一种免疫球蛋白，可由多种细胞表达，白介素-1（IL-1）和肿瘤坏死因子（TNF-2）都可诱导ICM的产生。这一阶段中的白细胞在小血管腔内的移动很有限，但白细胞与内皮细胞的接触面积却大大增加了，两者间的结合力也有很大的增加。第三阶段的进行也是由CD_{18}黏附分子与ICAM在血管内皮上的联系作用过程而完成。此期内白细胞开始了血管内皮细胞和血流间的匍匐爬行，应该强调的是这个过程是由白细胞上的CD_{18}黏附分子与内皮细胞上ICAM之间相互作用的结果。②中性粒细胞在脑缺血性损伤中的作用：中性粒细胞在脑缺血/再灌注损伤中的作用已比较肯定，组织缺血后得到血液的再灌注本来是治疗的目的所在，在大多数情况下也能收到良好的治疗效果。但在一定的条件下，再灌注损伤反而引起更严重的后果。虽然再灌注损伤发生的机制目前尚未彻底阐明，但大量研究表明与中性粒细胞的作用密切相关。再灌注时中性粒细胞在局灶区血管内聚集，阻塞微血管形成无复流现象，即虽然缺血局部血流重新开放，但缺血区并不能得到充分的灌注。形成无复流现象的原因当然也与组织细胞、血管内皮细胞肿胀、血小板沉积等因素有关。中性粒细胞在微血管内聚集，释放炎性介质，吸引更多的中性粒细胞聚集，炎性介质的释放增强了血管的通透性，引起组织水肿。大量的中性粒细胞聚集后浸润到组织中，释放溶酶体酶，使组织发生蛋白水解性破坏，并产生自由基，自由基与不饱和脂肪酸作用引发脂质过氧化反应，破坏膜的结构和功能，使胞质与膜蛋白交联成二聚体或更大的聚合物，使蛋白失活，结构改变。③抗白细胞黏附治疗脑缺血现状：由于脑缺血后产生的白细胞黏附聚集过程可经特殊的单克隆抗体实验所阻断，所以有望通过药物拮抗白细胞及内皮细胞上黏附受体的手段阻断白细胞黏附后的病理过程，从而达到对脑卒中治疗的目的。目前已经在这方面进行了一些极有价值的工作，主要集中在 ICAM-1 单抗和 CD_{18}复合抗体研究方面。1991 年 Clark 报道了在兔脑梗死模型中使用抗 ICAM-1 单克隆抗体明显降低了脑缺血的损伤程度，1993 年 Brones 在鼠大脑中动脉缺血/再灌注损伤时使用 ICAM-1 单抗，也证实可减少脑缺血区损伤的范围。Waynem 等人在对脊髓缺血再灌注模型实验前注射抗 CD_{18}抗体，18 小时时进行神经功能评价。发现用药对缺血的耐受性提高 50%，实验发现动物接受抗 CDnb 抗体 2 mg/kg 后，神经功能评分可有很大提高，梗死面积可减少 28.43%，而且白细胞浸润也有很大的减轻。抗 CD_{18}抗体应用于临床是困难的，因为上述抗体还可以阻滞白细胞的其他相关功能，从而导致严重感染的发生。有人在抗 CD_{18}、抗 ICAM-1 治疗脑缺血的同时，给动物接种链球菌以观察其对白细胞其他功能的干扰，结果在抗 ICAM-1 组未发现有脓肿发生，表明抗 ICAM-1 在今后临床应用的可能性是比较大的。抗 ICAM-1 与抗 CD_{18}的不同结果可能与两者间的分子结构差异有关。抗白细胞黏附治疗有希望成为临床治疗缺血性脑血管病的一条新的途径。

5)细胞内钙超载：近年来对脑缺血损害的病理生理研究表明，脑缺血时存在严重 Ca^{2+} 内流紊乱，大量 Ca^{2+} 蓄积在神经组织内产生严重的毒性作用，诱发一系列病理反应，促发和加剧继发性脑缺血损害，是神经细胞死亡的“最后共同通路”。①脑缺血后细胞内 Ca^{2+} 超载：在中枢神经系统，神经冲动的推进和神经递质的释放需要一个适宜的跨膜离子梯度。离子梯度（细胞外高 Na^+ 和低 K^+）由离子泵和 Na^+/Ca^{2+} 交换来维持。生理状态下 Ca^{2+} 胞质浓度比细胞外低

10 000 倍。胞质低 Ca^{2+} 水平由 Na^+/Ca^{2+} 交换和依赖 Ca^{2+} 的 ATP 酶参与泵出膜外，钙-ATP 酶又称钙泵，住于细胞膜和内皮网。此外，与 Ca^{2+} 结合的钙调蛋白在维持胞质低钙水平中可能起重要作用。Siemkowicz 等于 1981 年首次用 Ca^{2+}-ISMS 法活体检测脑缺血大鼠细胞外 Ca^{2+}，发现脑缺血后细胞外 Ca^{2+} 由正常的 1.2 mmol/L 降至 0.13 mmol/L，下降了近 90%，提示缺血时，细胞膜 Ca^{2+} 通道开放，细胞外 Ca^{2+} 大量内流。Rappaport 等在沙土鼠一侧大脑中动脉闭塞实验中测得缺血 4 小时，缺血区脑组织 Ca^{2+} 含量即有较明显增高，至缺血 24 小时 Ca^{2+} 增高最为明显，为对照值的 17 倍，证实缺血时 Ca^{2+} 通道开放，细胞内 Ca^{2+} 聚集，细胞 Ca^{2+} 通道开放程度与脑组织坏死程度相一致。脑缺血时 Ca^{2+} 内流致 Ca^{2+} 超载（Ca^{2+}-over-load）的可能原因是当脑缺血、缺氧时，氧化磷酸化能力减弱，ATP 合成减少，泵失效，特别是 Na^+-K^+ 泵功能的降低使得大量 Na^+ 内流，K^+ 外流，细胞膜电位产生去极化，从而造成电压依赖性 Ca^{2+} 通道开放，大量 Ca^{2+} 内流。脑缺血时，由于蛋白激酶等的作用，兴奋性氨基酸（AA）谷氨酸、天冬氨酸等突触前膜释放增加，重摄取减少，它们作用于 NMDA 受体，可使受体依赖性 Ca^{2+} 通道开放，大量 Ca^{2+} 内流。脑内 Ca^{2+} 增加，可激活磷脂酶，产生甘油二酯、前列腺素、IP_3 等，胞内 Ca^{2+} 库释放 Ca^{2+}。脑缺血缺氧产生大量自由基，使膜脂质过氧化，损伤膜，影响膜的通透性及离子转运，引起 Ca^{2+} 内流。②Ca^{2+} 超载致脑损害机制：胞内 Ca^{2+} 超载时，大量 Ca^{2+} 沉积于线粒体，干扰氧化磷酸化过程，能量产生障碍。胞内 Ca^{2+} 超载可致胞质内或溶酶体内 Ca^{2+} 依赖性酶类和磷脂酶类大量激活，特别是 Ca^{2+} 激活的中性蛋白酶活性的病理性增加，可使细胞膜结构分解，神经元骨架破坏导致细胞死亡。胞内 Ca^{2+} 升高可激活磷脂酶 A_2 和磷脂酶 C，使膜磷脂降解，产生大量游离脂肪酸，后者在代谢中产生血栓素、白二烯，一方面产生大量自由基，加重细胞损害，另一方面可激活血小板，使其内 Ca^{2+} 增加，形成微血栓，加重脑损害。

五、临床表现

（一）动脉硬化性脑梗死

1.症状与体征

一般在 50 岁以后发病，常伴有高血压，多在睡眠中发病，醒来才发现肢体偏瘫，也有些为白天发病。部分患者可先有头昏、头痛、眩晕、肢体麻木、无力等短暂脑缺血发作的前驱症状，多数患者症状经数小时甚至 1～2 天达高峰，通常意识清楚，但大面积脑梗死或基底动脉闭塞则有意识障碍，甚至发生脑疝等危重症状。神经系统定位体征视脑血管闭塞的部位及梗死的范围而定。

2.临床分型

完全性缺血性中风指起病 6 小时内病情即达高峰,一般较重,可有昏迷。进展性缺血性中风则指局限性脑缺血逐渐进展,数天内呈阶梯式加重。按病程和病情有下述几种特殊类型。

(1)可逆性缺血性神经功能缺损(RIND):此型患者症状、体征持续超过 24 小时,但在 2～3 周内完全恢复,不留后遗症。多数发生于大脑半球卵圆中心,可能是由于该区尤其非优势侧侧支循环迅速而充分地代偿,缺血尚未导致不可逆的神经细胞损害,也可能是一种较轻的梗死。

(2)缓慢进展型:在起病后 1～2 周症状仍逐渐加重,血栓逐渐发展,脑缺血和脑水肿的范围继续扩大,症状由轻变重,直到出现对侧完全偏瘫、意识障碍,甚至发生脑疝,类似颅内肿瘤,又称脑瘤型。

(3)进展型:局限性脑缺血症状逐渐加重,呈阶梯式加重,可持续 6 小时至数天。

(4)大块梗死型(又称暴发型):为数较少但症状出现快,如颈内动脉或大脑中动脉主干等较大动脉的急性脑血栓形成,往往伴有明显脑水肿、颅内压增高,患者头痛、呕吐、病灶对侧偏瘫,常伴意识障碍,很快进入昏迷,有时发生脑疝,类似脑出血,又称类脑出血型或恶性脑梗死。

(二)分水岭梗死

1.症状与体征

多数有高血压病史,部分患者有 TIA、糖尿病和冠心病史。由于梗死部位的不同而出现相应的神经功能障碍的症状,可有偏瘫、单瘫,言语功能障碍、视物不清,少数患者有精神障碍、智能障碍和意识障碍。

2.临床分型

CWSI 以幕上性最常见,主要分为 3 型,即前分水岭梗死、后分水岭梗死和皮质下分水岭梗死。

(1)前分水岭梗死:又称皮质前型,梗死发生在大脑前动脉与大脑中动脉皮层支之间的分水岭区。临床表现以上肢为主的偏瘫和偏身感觉障碍,很少有面、舌瘫。可有情感障碍、强握反射和部分性癫痫发作。优势半球病变则有运动性失语,双侧病变可有四肢瘫痪和智能障碍。

(2)后分水岭梗死:又称皮质后型,梗死发生于大脑中动脉与大脑后动脉皮层支的边缘带,临床表现以偏盲最常见,多见下象限盲伴黄斑回避现象,还有病灶对侧偏身感觉障碍，少数患者有轻偏瘫和情感障碍。优势半球病变可有孤立失认和感觉性失语。

(3)皮质下分水岭梗死：梗死位于大脑中动脉皮层支与深穿支的边缘带，基底核区及侧脑室旁，为小的梗死灶，临床表现分为5型。①前型：病灶在内囊的前肢周围，包括尾状核头部，梗死后表现为类帕金森综合征，偶有一过性尿失禁、轻偏瘫或半侧投掷症。单纯尾状核头部梗死表现为多动，轻者无症状；双侧损害可类似脑干病变，早期症状轻，有时仅为一过性意识模糊，在晚期和双侧病变时，痴呆并不少见。②外侧型：位于壳核附近，为外侧豆纹动脉、岛叶动脉及前脑膜动脉云集供血交界区。梗死后表现为纯运动性轻偏瘫，病程经过类似RIND。③后型：在内囊后肢附近，为前脉络膜动脉、豆纹动脉与后脑深穿支动脉供血交界区。梗死后表现为严重的偏瘫和不同的感觉障碍。④上型：位于侧脑室旁，为豆纹动脉与大脑中动脉皮层支供血边缘带。梗死后表现为一过性或可逆性轻瘫，少数患者有感觉障碍和构音障碍。⑤下型：位于丘脑，大脑脚前部靠近第三脑室，为前、后脉络膜动脉供血交界区。梗死后有精神障碍，部分患者有轻偏瘫和构音障碍。

(4)小脑分水岭梗死：可引起轻度共济失调。

(三)腔隙性脑梗死

1.症状与体征

腔隙性梗死的症状决定于梗死的部位，相当一部分患者不出现临床症状，只有在影像学检查时才被发现，出现症状时也较轻，持续时间也较短。Fisher将本病的症状归纳成21种综合征。

2.临床表现

(1)单纯运动障碍：较常见，约占60%，病灶对侧轻偏瘫而不伴失语、感觉障碍和视野缺损，病灶多在内囊或脑干。

(2)构音障碍-手笨拙综合征：约占20%，表现为构音障碍，吞咽困难，病变对侧轻度中枢性面、舌瘫，手的精细运动欠灵，指鼻试验欠稳。病灶在脑桥基底部或内囊前肢及膝部。

(3)单纯感觉障碍：约占10%，表现为病灶对侧偏身感觉障碍。病变在丘脑腹后外侧核。

(4)共济失调性轻偏瘫：共济失调和无力，下肢重于上肢，伴有锥体束征。病灶多在辐射冠汇集至内囊处或脑桥基底部皮质脑桥束受损。

(四)脑栓塞

1.症状与体征

脑栓塞的临床表现常因栓子的性质、栓子的数目、栓塞的部位、原发疾病及个体差异而不同。

(1)意识障碍:约半数患者起病有短暂的、不同程度的意识障碍,如果是大动脉及椎-基底动脉栓塞则可能很快发生昏迷。

(2)神经功能缺损症状:最常见者为病灶对侧偏瘫、偏身感觉障碍和偏盲。优势半球病变还有言语功能障碍。

(3)癫痫发作:少数大血管栓塞,常引起脑血管痉挛,有局灶性发作或癫痫大发作。

(4)心源性栓塞:还有心慌、胸闷和呼吸困难等。

(5)感染性栓子:则有发热等感染症状,如发展为脓栓,则有颅内高压症状,如头痛、呕吐和视力障碍,严重时发生脑疝。

2.发病年龄跨度

风湿性心脏病引起者以中青年为多,冠心病及大动脉病变引起者以中老年为多。

3.发病情况

发病急骤,在数秒钟或数分钟之内症状即达高峰,是所有脑卒中发病最快者,有少数患者因反复栓塞可在数天内呈阶梯式加重。一般发病无明显诱因,安静和活动时均可发病。

(五)出血性梗死

多见于栓塞及大面积梗死,与上述表现相同或病情加重,可见颅压增高症,头 CT 低密度中混有高密度灶。为血管再通及血管破损、血液外渗所致。

(六)无症状性脑梗死

临床可无症状,但仔细查体有时可见一些不被重视的表现,如肢体无力、视野障碍、认知障碍等。主要因为病灶或受损区为静区、无功能区,头 CT 及 MRI 可发现陈旧及新鲜的病灶。

(七)不同血管闭塞引起的脑梗死综合征

1.颈内动脉闭塞综合征

颈内动脉虹吸部最多见,可见病灶侧一过性单眼黑蒙或永久视力障碍,病灶侧可出现 Horner 征,颈内动脉搏动弱,局部可闻及血管杂音,可见偏瘫、偏身感觉障碍、偏盲，优势半球可有失读、失语、失写等，非优势半球可见体象障碍。

2.大脑中动脉闭塞综合征

(1)主干闭塞：三偏症状，偏身感觉障碍，偏身瘫痪、偏盲或象限盲，对侧的中枢性舌、面瘫；优势半球受累有言语功能障碍，非优势半球有体象障碍；有不同程度的意识障碍；梗死面积大，可因脑水肿而出现脑疝。

(2)皮层支闭塞：出现非均等性偏瘫，以面部及上肢为重；偏身感觉障碍，以上肢为重，深感觉及皮层觉重于浅感觉；优势半球可有运动性、感觉性、命名性失语、失读、失用等，非优势半球有体象障碍及感觉忽略症。

(3)深穿支闭塞：偏瘫为均等性，可有中枢性舌、面瘫；可有或无偏身感觉障碍及偏盲；优势半球可有皮质下失语。

3.大脑前动脉闭塞综合征

(1)主干闭塞：发生在前交通动脉之前，因对侧代偿，可无临床症状。发生在前交通动脉之后的主干闭塞症状如下：对侧中枢性舌、面瘫和偏瘫，以下肢为重，偏身感觉障碍，以下肢为重；尿潴留，为旁中央小叶受损；精神障碍，如淡漠、欣快、反应迟钝等，还有强握及摸索动作，为损伤额极及胼胝体所致。优势半球可有失语。

(2)皮质支闭塞：以下肢为主的对侧偏瘫及感觉障碍，精神症状，尿潴留、失语等。

(3)深穿支闭塞：较轻的对侧偏瘫，以面、舌和上肢为重。

4.大脑后动脉闭塞综合征

(1)主干闭塞：对侧偏盲、偏瘫及偏身感觉障碍、丘脑综合征主侧半球病变可有失读。

(2)皮层支闭塞：对侧偏盲，但有黄斑回避现象，优势半球侧可有失读及感觉性失语，一般无瘫痪及感觉性失语。

(3)深穿支闭塞：主要有两条动脉，丘脑膝状体动脉闭塞可见丘脑综合征，对侧半身感觉减退，消失或自发疼痛，轻度偏瘫；丘脑穿通动脉闭塞为病灶侧肢体舞蹈样运动，共济失调，意向性震颤，对侧感觉障碍。其他如中脑支闭塞出现 Weber 综合征，同侧动眼神经瘫痪，对侧中枢性瘫痪。

5.椎-基底动脉闭塞综合征

(1)主干闭塞：病情迅速恶化，表现为四肢瘫，颅神经麻痹，小脑症状，瞳孔缩小，昏迷，高热、肺水肿，脑心综合征，应激性消化道出血，多数患者在短期内死亡。

(2)基底动脉尖综合征:基底动脉尖端分出两对动脉,即小脑上动脉和大脑后动脉,其分支供应中脑、丘脑、小脑上部、颞叶内侧及枕叶,故梗死后表现如下:眼球运动和瞳孔异常;意识障碍;对侧偏盲或皮质盲;记忆障碍;可有锥体束征及小脑性共济失调等表现;CT 及 MRI 可见中脑、双侧丘脑、枕叶、颞叶多发病灶。

(3)中脑支闭塞:出现 Weber 综合征,Benedit 综合征。①Weber 综合征:同侧动眼神经瘫,对侧肢体偏瘫。②Benedit 综合征:同侧动眼神经瘫,对侧肢体不能运动。

(4)脑桥支闭塞:出现 Milard-Gubler 综合征及 Fovile 综合征。①Milard-Gubler 综合征:外展面神经麻痹,对侧肢体瘫痪。②Fovile 综合征:同侧凝视麻痹,周围性面瘫,对侧偏瘫。

(5)闭锁综合征:双侧脑桥基底部梗死出现四肢瘫,双侧完全性假性延髓性麻痹,双侧周围性面瘫,双眼外展麻痹,双侧侧视中枢麻痹,意识清楚,患者以眼球上下活动与周围环境取得联系。

(6)小脑后下动脉或椎动脉闭塞症或 Walenberg 综合征。小脑后下动脉闭塞出现如下表现:①眩晕呕吐,眼球震颤(前庭 N 核);②交叉感觉障碍(三叉神经脊束核及对侧交叉的脊髓丘脑束受损);③同侧 Horner 症(交感神经下行纤维受损);④吞咽困难和声音嘶哑(舌咽、迷走神经受损);⑤同侧小脑性共济失调(绳状体或小脑受损),临床因血管变异大,症状可不典型。

6.小脑梗死

常有眩晕、恶心、呕吐、眼球震颤、共济失调、站立不稳和肌张力减低,可有脑干受压及颅内压增高症状,大面积梗死可因压迫脑干及第四脑室致枕大孔疝使病情加重而死亡。

六、实验室检查与其他检查

(一)实验室检查

1.血常规、血沉、抗链球菌溶血素“O”和凝血功能检查

了解有无感染征象、活动风湿和凝血功能等情况。

2.血糖

了解有无糖尿病。

3.血清脂质

血清脂质包括总胆固醇和甘油三酯等有无增高。

4.脂蛋白

低密度脂蛋白胆固醇(LDL-C)由极低密度脂蛋白胆固醇(VLDL-C)转化而

来，通常情况下 LDL-C 从血浆中清除，LDL-C 所含胆固醇酯由脂肪酸水解，当体内 LDL-C 显著升高时，LDL-C 附着到动脉的内皮细胞与 LDL 受体结合，而易被巨噬细胞摄取，沉积在动脉内膜上形成动脉硬化。

5.载脂蛋白 B(ApoB)

ApoB 是血浆 LDL 和 VLDL 的主要载脂蛋白，其含量能精确反映出 LDL 的水平，与动脉粥样硬化(AS)的发生关系密切。在 AS 的硬化斑块中，胆固醇并不是孤立地沉积于动脉壁上，而是以 LDI 和 LDL 整个颗粒形成沉积物，ApoB 能促使这个沉积物与氨基多糖结合成复合物，沉积于动脉内膜上，从而加速 AS 形成。对总胆固醇(TC)、LDL-C 均正常的脑血栓形成患者，ApoB 仍然表现出较好的差别性。

ApoA-1 主要生物学作用是激活卵磷脂胆固醇转移酶，此酶在血浆胆固醇(Ch)酯化和 HDL 成熟过程中起极为重要的作用，ApoA-1 与 HDL_2 可逆结合以完成 Ch 从外周组织转移到肝脏。因此，ApoA 显著下降时，可形成 AS。

6.血小板聚集功能

近些年来研究提示血小板聚集功能亢进参与体内多种病理反应过程，尤其对缺血性脑血管病的发生、发展和转归起重要作用。研究发现缺血性脑血管病患者血小板最大聚集率显著高于对照组，解聚型出现率明显低于对照组。

7.血栓素 A_2(TXA_2)和前列环素(PGI_2)

许多文献强调花生四烯酸(AA)代谢产物在影响脑血液循环中起着重要作用，其中 TXA_2 与 PGI2 的平衡更引人注目，脑组织细胞和血小板等质膜有丰富的不饱和脂肪酸，脑缺氧时，磷脂酶 A_2 被激活，分解膜磷脂使 AA 释放增加。后者在环氧化酶的作用下血小板和血管内皮细胞分别生成 TXA_2 和 PGI_2。TXA_2 和 PGI_2 水平改变在缺血性脑血管病的发生上是原发还是继发的问题，目前还不清楚。TXA_2 大量产生，PGI_2 的生成受到抑制，使正常情况下 TXA_2 与 PGI_2 之间的动态平衡受到破坏。TXA_2 强烈的缩血管和促血小板聚集作用对于缺血性低灌流的发生非常重要。

8.血液流变学

血液流变学是研究血液流动、凝固性质和血液有形成分的一门科学。缺血性脑血管病可见全血比黏度、血浆比黏度、血细胞比容升高，血小板电泳和红细胞电泳时间延长。通过对脑血管疾病进行 133 例脑血流(CBF)测定，并将黏度相关的几十个变量因素与 CBF 做了统计学处理，发现全部患者的 CBF 均低于正常水平，证实了血液黏度因素与 CBF 的关系。有学者把血液流变学各项异常作为缺血性中风的危险因素之一。

红细胞表面带有负电荷，它所带电荷越少，电泳速度就越慢。有一组报道脑梗死患者组 RBC 电泳速度明显慢于正常对照组，说明急性脑梗死患者 RBC 表面电荷少，聚集性强，可能是动脉硬化性脑梗死的发病原因之一。

9.血浆同型半胱氨酸测定

近年来研究发现，同型半胱氨酸血症是脑卒中发病的一个独立危险因素，可能机制是同型半胱氨酸可促使氧自由基和过氧化氢生成，引起血管内皮细胞损伤和毒性作用，以及促进动脉平滑肌细胞的增生，并可激活血小板的黏附和聚集，导致患者动脉粥样硬化和栓塞。

(二)其他检查

1.电生理学检查

对卒中前有 TIA 发作史，大面积脑梗死或累及皮质者，脑电图、脑地形图等可提供重要诊断信息。

2.心血管系统检查

只要病情允许，都要进行标准的心电图和 X 线检查。必要时还应选用心脏和颈部大血管的超声检查、放射性核素检查和心电图监测等。

3.脑成像检查

(1)CT 检查不仅可确定梗死的部位及范围，而且可明确是单发还是多发。在缺血性脑梗死发病 12～48 小时内，CT 常没有阳性表现。梗死灶最初表现为不规则的稍低密度区，病变与血管分布区一致。常累及基底核区和内囊区，如为多发灶，则可连成一片。病灶大、水肿明显时可有占位效应。在梗死后 2～5 天，病灶边界清晰，呈楔形或扇形等。1～2 周，水肿消失，边界变清，密度更低。2～3 周，有些梗死灶边界不清楚，即模糊效应，边缘出现等密度或稍高密度，在增强后更明显。4～5 周部分小病灶可消失，而大片状梗死灶密度进一步降低和囊变。在基底核和内囊等处的小梗死称为腔隙性脑梗死，病灶亦可发生在脑室旁深部白质、丘脑及脑干，直径一般在 15 mm 以内。

(2)磁共振成像(MRI)是继 CT 之后的又一种高灵敏度的检测方法。可较早期发现脑梗死，特别是脑干和小脑的病灶。对脑梗死的诊断特点可分为：①缺血 30 分钟后 MRI 即可显示长 T_1 缺血灶，对＜5 mm 的梗死灶也能发现。②梗死早期、血-脑屏障尚未破坏，T_1 加权像上低信号，在 T_2 加权像上呈高信号。③血-脑屏障破坏后，蛋白质大分子渗入梗死区，使梗死区的 T_1、T_2 像较前缩短。④梗死后再出血灶在亚急性期与慢性期，由于正铁血红蛋白游离故 T_1、T_2 均呈高信号。

4.血管检查

超声波具有能穿透组织而又能返折的特性，已广泛应用于血管壁的结构和病灶的成像及血流流量、流速的检测，可以相当精确地了解颅内、外动脉血管的结构与功能，评估侧支循环状态。

(1)目前临床上最常见的血管超声检查是颈部大动脉的多普勒超声检查和经颅多普勒超声检查(TCD)。前者可显示颈内动脉和椎动脉管壁的形态。后者利用低频脉冲多普勒超声穿过颞鳞部、眼眶和枕大孔，可直接测定 Wilis 颅底动脉环各个分支血流的流速、流量和流向。对颅内动脉分支的血管痉挛和侧支循环状态也可获得准确数据。

(2)脑血管造影术可更为清晰而精确地显示颅内外的大、小血管的形态与病变，取代了以往的动脉穿刺术。近代数字减影血管造影(DSA)的推广，已逐渐使血管造影术的损伤性大为减少，更能精确显示血管本身的病变如狭窄、阻塞、动脉瘤、动脉畸形等。

5.脑血流和脑代谢检查

脑血管病的病理生理基础是脑局部血流量和代谢的障碍。正电子断层扫描(PET)、单光子断层扫描(SPECT)和核素局部脑血流量测定及头 CT 脑灌注成像检查等，可以获得患者局部脑血流量、脑代谢率、氧摄取分数、脑血容量和葡萄糖代谢率等分布和定量资料，了解脑缺血后一系列的病理生理改变，可根据情况选择应用。

七、诊断与鉴别诊断

(一)诊断

1.西医诊断

根据病史、局灶的神经系统定位体征及相关的实验室与其他特异性检查可做出较准确的诊断。

(1)询问病史：首先询问有无脑血管病危险因素史，是否进行了干预治疗及干预结果；有无脑血管病史，是否经过系统治疗，及是否留有后遗症及种类和程度；有无脑血管病家族史；工作和生活性质如何，有无压力及日常的情绪状况；有无其他疾病和用药情况。本次发病过程及影响因素和发病时的状态(活动状态或安静状态)，是否用药及用药种类、剂量；发病至就诊时的时间及此时间段有无病情进展等情况。

(2)体格检查:脑血管病患者来诊后,应首先检查神志、体位、血压、心率(律)、呼吸状况及节律,若发生过呕吐应检查鼻腔、口腔有无呕吐物滞留,然后再认真检查颅神经情况,尤其是眼裂及瞳孔大小是否对称,瞳孔光反应如何;耐心检查有无眼震及眼震种类;眼球张力如何;眼底视盘边界是否清楚,眼底颜色、有无出血及动、静脉比例等。对肢体的肌力、肌张力要认真检查,分级确认;对近端及远端肌力、肌张力、腱反射亦应分别检查,认真记录;对共济运动及脑膜征的检查不能忽视;在进行浅感觉检查时,除对左右进行认真对比外,在头面部还要对内侧与外侧进行对比,注意不要疏漏角膜反射;对上肢和下肢的各项病理反射均要进行检查比较;对病理征不明显的患者要认真对比双侧的腹壁反射,以鉴别有无锥体束的损害。在进行大体检查时,尤其是对长期卧床及再发的脑血管病患者不能忽视内脏器官的检查,特别是心肺的检查,了解心脏各听诊区及头颈部认真听诊有无杂音。对腹部器官进行触诊以区别有无器官肿大及二便滞留。对全身进行检查时,对患者的气色、声音、气味要认真检查记录。要注意皮肤血管有无怒张,全身各处有无压疮,认真触摸并区分四肢有无肿胀、皮肤温度、大动脉搏动情况,以鉴别肢体动脉状况及有无深静脉血栓形成。

(3)实验室检查与其他检查:对脑梗死患者要做血、尿、便三大常规检查,了解一般情况;做血生化检查了解血糖、血脂及心、肾功能;做血流变学检查以了解血黏稠度状况;有条件的做血浆同型半胱氨酸含量测定。对全部患者均应做心电图检查,以了解心脏状况,必要时还应做心脏超声检查。TCD 检查常可明确提示某一血管部位的血流异常、狭窄及闭塞等。头颅 CT 扫描 12～48 小时后出现低密度灶。MRI 检查可准确发现较小的梗死灶,是主要的诊断依据之一。头颅灌注 CT 及 SPECT 检查亦有辅助诊断价值。脑血管造影检查常可明确显示病灶侧颈部及颅内相应部位血管的狭窄或闭塞,是诊断的主要依据之一,并可为局部溶栓治疗及支架置入提供准确位置。

2.中医诊断

相当于中医的“缺血性中风”。多于 40 岁以上发病,起病急,且多有诱因及先兆症状,临床见半身不遂,语言謇涩或不语,偏身感觉异常,口舌歪斜或神志昏蒙等。

(二)鉴别诊断

1.西医鉴别诊断

(1)与脑出血、蛛网膜下腔出血的鉴别见表 5-1。

表 5-1 常见脑血管疾病鉴别诊断

鉴别要点	缺血性脑血管病		出血性脑血管病	
	脑血栓形成	脑栓塞	脑出血	蛛网膜下腔出血
发病年龄	多在 60 岁以上	青壮年多见	50～60 岁多见	各组年龄均有
常见病因	动脉粥样硬化	风湿性心脏病	高血压及动脉硬化	动脉瘤、动静脉畸形、高血压动脉硬化
TLA 史	常有	可有	多无	无
起病时状况	多在安静、血压下降、血流缓慢时	不定，常由静态到动态时	多在活动、情绪激动、血压上升时	多在活动、情绪激动、血压上升时
起病缓急	较缓(时、日)	最急(秒、分)	急(秒、分)	急骤(分)
昏迷	常无或较轻	少、短暂	常有、持续较深	少、短暂、较浅
头痛	多无	少有	常有	剧烈
呕吐	少	少	多	最多
血压	正常或增高	多正常	明显增高	正常或增高
瞳孔	多正常	多正常	患侧有时大	多正常
眼底	动脉硬化	可能见动脉栓塞	动脉硬化，可能见到视网膜出血	可见玻璃体膜下出血
偏瘫	多见	多见	多见	无
颈强直	无	无	可有	明显
脑脊液	多正常	多正常	压力增高，含血	压力增高、血性
CT 检查	脑内低密度灶	脑内低密度灶	脑内高密度灶	蛛网膜下腔高密度影

(2)颅内占位性病变：少数颅内肿瘤、慢性硬膜外血肿和脑脓肿的患者可以突然发病，表现局灶性神经功能缺失症状，而易与脑梗死相混淆。但颅内占位性病变，常有突出的颅内高压症状，逐渐加重的临床经过，头颅 CT 扫描对鉴别诊断有确切的价值。

(3)脑寄生虫病：如脑囊虫病、脑型血吸虫病，可表现为在癫痫发作后，急性起病的偏瘫，寄生虫的有关免疫学检查和神经影像学检查可帮助鉴别。

2.中医病证鉴别诊断

(1)与痫病的鉴别：痫病患者虽起病急骤，突然昏仆倒地，但神昏多为时短暂，移时自行苏醒，醒后如常人，没有半身不遂、口舌歪斜及语言障碍现象。血栓性梗死的神昏多渐进形成，昏迷时间较长，多难自行苏醒；痫症发作多见于青年及儿童，且有多次类似发作病史，中风则多见于50 岁以上。

(2)与昏迷的鉴别：昏迷是以神志不清为特征，多由其他疾病引起。常在时行热病、疫毒痢、恶性疟疾、消渴、癃闭、臌胀等病的严重阶段出现，苏醒后亦常有原发病证的存在。缺血性中风发展至闭证时也有昏迷，但有原发半身不遂、口舌歪斜、舌强语謇等，可资鉴别。

(3)与痿病的鉴别：痿病以肌肉萎缩、筋脉弛缓、软弱无力为主证。肢体关节一般不痛，或有发热等前驱症状。肺热叶焦、脾胃虚弱或肝肾阴虚是其主要病机，病初即可见肌肉萎缩；中风后遗症期也可见肌肉萎缩，为失用性萎缩，但多局限在患肢长期不能活动之后的某组肌群，长期瘫痪之后方可形成。脑血管病患者的患肢常肌张力增高、腱反射活跃，而痿病的肌张力和腱反射多减低或正常。

(4)与口僻的鉴别：口僻又称吊线风。发病前多有外感风寒等诱因，以春秋季为多发。主要症状为口眼歪斜，眼不能闭，口角流涎，但四肢活动自如。中风者有口舌歪斜，常伴有肢体活动不利、语言謇涩或不语、神昏等症状体征。

(5)与痉病的鉴别：痉病以四肢抽搐、项背强直，甚至角弓反张为主证，很少有单侧或单肢的局灶体征，病程中亦可偶有神昏。痉病神昏出现于抽搐之后，而中风者可病起即有神昏，也可见于病情进展中，之后出现抽搐，伴有半身不遂、口舌歪斜等。

(三)诊断标准

1.西医诊断标准

脑梗死诊断标准：全国第四届脑血管病学术会议通过(1995)。

(1)动脉粥样硬化性脑梗死：①常于安静状态下发病。②大多数发病时无明显头痛和呕吐。③发病较缓慢，多逐渐进展或呈阶段性进行，多与脑动脉粥样硬化有关，也可见于动脉炎、血液病等。④一般发病后1～2天内意识清楚或轻度障碍。⑤有颈内动脉系统和/或椎-基底动脉系统症状和体征。⑥应做CT或MRI检查。⑦腰穿脑脊液一般不应含血。

(2)脑栓塞：①多为急骤发病。②多数无前驱症状。③一般意识清楚或有短暂意识障碍。④有颈内动脉系统和/或椎-基底动脉系统症状和体征。⑤腰穿脑脊液一般不应含血，若有红细胞可考虑出血性脑梗死。⑥栓子的来源可为心源性或非心源性，也可同时伴有其他脏器、皮肤、黏膜等栓塞症状。

(3)腔隙性梗死：①发病多由高血压动脉硬化引起，急性或亚急性起病。②多无意识障碍。③应进行CT或MRI检查，以明确诊断。④临床表现都不严重，较常见的为纯感觉性卒中、纯运动性轻偏瘫、共济失调性轻偏瘫，构音不全-手笨拙综合征或感觉运动性卒中等。⑤腰穿脑脊液无红细胞。

2.中医诊断标准

(1)病名诊断标准:病名诊断(中风)。①主症:半身不遂,神志昏蒙,言语謇涩或不语,偏身感觉异常,口舌歪斜。②次症:头痛,眩晕,瞳神变化,饮水发呛,目偏不瞬,共济失调。③起病方式:急性起病,发病前多有诱因,常有先兆症状。④发病年龄:多在40岁以上。使用说明:具备2个主症以上,或1个主症2个次症结合起病、诱因、先兆症状、年龄即可确诊;不具备上述条件,结合影像检查结果亦可确诊。

(2)病类诊断标准。①神志状态:神志清醒0分;神志恍惚(思睡、唤醒后能与人言)1分;神志迷蒙(嗜睡、呼之答不确切)2分;神昏3分;昏聩(神昏同时兼有脱证)4分。②语言表达:正常0分;一般表达,命名不能1分;说话成句表达不全2分;不能说单词、词组3分;语言不能或基本不能4分。③上肢肩关节:正常0分;上举正常但肌力差1分;上举平肩或略过肩2分;上举不到肩3分;不能动或前后略摆动4分。④上肢指关节:正常0分;手指分别动作有效而肌力差1分;握拳伸指2分;屈指、握不成拳、不会伸3分;不会动4分。⑤下肢髋关节:正常0分;抬高45°以上1分;不足45°者2分;摆动、能平移3分;不能动4分。⑥下肢趾关节:正常0分;伸屈自如但力弱1分;伸屈不全2分;略动3分;不会动4分。⑦综合功能:生活能自理,自由交谈0分;独立生活,简单劳动而有部分功能不全1分;可行走,部分自理,尚需人辅助2分;可站立迈步,需人随时照料3分;卧床4分。使用说明:病类诊断评分是各项最高分相加而成,满分28分。诊断分级:1～7分轻型;8～16分中型;17～21分重型;22分以上极重型。

(3)证类诊断标准:具体证型及评分如下。

1)风痰火亢:主症半身不遂,口舌歪斜,言语謇涩或不语,感觉异常。次症头晕目眩2分;心烦易怒2分;痰多而粘6分。舌象舌红5分;苔黄腻6分。脉象脉弦滑3分。

2)风火上扰:主症半身不遂,口舌歪斜,言语謇涩或不语,感觉异常,神志迷蒙。次症颈项强直7分;呼吸气粗3分;便干、便秘2分。舌象舌红绛6分。脉象脉弦数3分。

3)痰热腑实:主症半身不遂,口舌歪斜,言语謇涩或不语,感觉异常。次症咳痰4分或痰多6分;腹胀便秘4分。舌象舌质暗红5分;苔黄腻8分。脉象脉弦滑3分。

4)风痰瘀阻:主症半身不遂,口舌歪斜,言语謇涩或不语,感觉异常。次症头晕目眩2分;痰多而粘6分。舌象舌质暗淡4分;舌苔白腻6分。脉象脉弦滑 3 分。

5)痰湿蒙神：主症半身不遂，口舌歪斜，言语謇涩或不语，感觉异常，神昏。次症痰鸣 8 分；二便自遗 1 分；周身湿冷 2 分。舌象苔白腻 6 分。脉象脉沉缓滑 3 分。

6)气虚血瘀：主症半身不遂，口舌歪斜，言语謇涩或不语，感觉异常。次症面色苍白 2 分；气短乏力 1 分；自汗出 3 分；手足肿胀 2 分。舌象舌质暗淡 5 分，或有瘀点 6 分，或有齿痕 5 分。脉象脉沉细 1 分，脉涩或结代 3 分。

7)阴虚风动：主症半身不遂，口舌歪斜，言语謇涩或不语，感觉异常。次症眩晕 2 分；耳鸣2 分；手足心热 2 分；咽干口燥 2 分。舌象舌质红瘦 4 分；少苔 5 分或无苔 7 分。脉象脉弦细数 1 分。

使用说明：各型中风证候积分最高 20～26 分。证候诊断得分：≥7 分可诊断。7～14 分轻型，15～22 分中型，≥23 分重型

(4)分期标准。①急性期：发病后 2 周以内。②恢复期：发病半年以内。③后遗症期：发病半年以上。

八、治疗

(一)中西医结合治疗思路

对血栓性脑梗死的治疗，中西医治疗方法各有所长，长期的临床观察提示我们，重视中西医结合治疗血栓性脑梗死是提高临床疗效的最佳选择，预后也较理想。

如何掌握时机，灵活运用中西医各自治疗方法和手段，是临床工作中的关键问题。譬如，在血栓性脑梗死急性期的治疗应以西医为主，中医为辅。有溶栓适应证的患者，应按“时间窗”要求及早给予溶栓治疗，并给以脑保护剂，待病情稳定之后，加以中药。恢复期应以中西医并重，选择合理药物和非药物治疗方法和手段，逐渐转向后遗症期以中医药及传统康复为主的治疗措施。需要强调的是中西医结合并不是 1+1 的中药与西药的结合，而是根据病证分期、分型的辨证论治，全身调整，合理用药，这样才能收到较好效果。

早在 20 世纪 80 年代就有学者明确提出了脑血管病的治疗应当个体化，这是对临床疗效的反思和强调人体差异的结果，是唯物辩证法在医学体系的具体体现。现代医学的溶栓、抗凝、降纤、扩容、抗血小板聚集、抗自由基损伤、降颅压、脑保护剂和支持疗法等都是个体化治疗的缩影，只不过它的着眼点局限在某些具体的现象上，而忽视了整体。相对而言，中医学强调整体观念，辨证论治。

脑血管病患者的整体状况在很大程度上决定了它的预后，除了生命体征外，患者的神志状况、体温高低、声音大小、口渴与否、大便状况、舌苔脉象等很多现象都提示临床医师要对不同的情况区分真伪，辨别阴阳、分清虚实。临床上不但要注意神经系统的症状与体征，更要重视全身状况并分别给予不同的处理。

血瘀是脑血管病的共同特点，那么，活血化瘀方法治疗脑血管病则应为共同的大法，但血瘀只是一种现象，要通过现象看本质。具体说，不同的人要究其不同的原因，素体阴虚，或阳热亢盛，煎熬津液致津亏血少，火邪上炎，引动肝风，出现头晕目眩，头痛目赤，面红身热，口干喜饮，心烦易怒，失眠不寐，大便干结，舌红苔黄，脉象洪数，治疗法则应滋阴潜阳或清热泻火兼活血化瘀；劳伤过度，情志抑郁，淫欲妄动，火自内生则出现头疼面红，口干而苦，渴喜冷饮，手足心热，大便干结，小便黄赤，舌苔黄厚，舌质暗红，脉象弦数，治疗大法应为补益肝肾，舒肝解郁兼活血化瘀；素体脾肺气虚或情志抑郁，津液不布，瘀而生痰，气机升降不利而面色皖白或萎黄，口中发黏或痰涎壅盛，体态肥胖，胸闷腹胀，舌苔白腻或滑，舌边尖红或质淡，脉沉而滑，治疗大法应为理气化痰兼活血化瘀；禀赋不足或后天失养或病后体虚，气血不足，经脉空虚而出现头晕心悸，面部少华，精神疲惫，气短乏力，肢端发冷或手足心热，喜热恶寒，舌苔薄，舌质淡，脉沉细，治疗大法应为补益气血兼活血化瘀。

在治疗上，既要重视共性，也不应忽视个性，个性是本，共性是标，无论是哪一类型脑血管病，只有标本兼治，才能收到良好效果。

知晓了脑血管病不同类型的性质，又了解了脑血管病的各种治疗大法，以不同的大法去治疗相应的病证就会收到理想的效果。如阴虚阳亢型脑血管病，就要用滋阴补肾、镇肝熄风的大法来施治兼以活血化瘀，病症属阳，用药属阴，本为阴虚，标为瘀血，标本兼治，阴平阳秘，疾病就会好转。

中医药学理论有“有是证用是药”和“同病异治，异病同治”的说法，即不管是哪类疾病，只要出现相同的证就可用相应方法或药物治疗，同样的疾病出现了不同的证就要用不同的方法和药物去治疗。例如同是脑梗死，一个表现为面红、舌干、口渴、手足心热、大便秘结，一个出现面黄、舌淡、口不渴、四末不温、大便稀软，辨证可知前者属于热证实证，法当清热泻实；后者属于虚证寒证，法当补虚散寒。在选择用药上前者适于葛根、丹参之类而后者则应以刺五加、川芎之属。《神农本草经》述，葛根性凉味甘辛，归脾胃经；而川芎性温味辛，归肝胆心包经，两者药理作用都能扩张脑血管，改善微循环。但葛根性凉，适于阳热型高血压所致的脑血管病，表现为热证兼头痛者佳；川芎性温，适于阳气不足所致的脑血管病，表现为怕风兼头痛者佳。再如脑血管病出现高热神昏可用安宫牛黄丸，出现痰涎壅盛而神昏的用苏合香丸，出现肢体活动不灵的虚证用大活络丹，出现肢体活动不灵而无虚证可用小活络丹等。总之，用药的原则一定要建立在辨证论治的基础上才能获得较好疗效。

大面积脑梗死的治疗从理论上讲，应和一般脑梗死一样，针对性地采用稀释血液改善微循环等治疗。但由于大面积的梗死伴有明显的脑水肿，使得临床医师不敢轻易地采用活血化瘀的方法治疗，而通常保守地采用“中性治疗”。事实上，大面积脑梗死和普通的梗死不仅存在量的差别，更存在质的不同，从量变到质变是客观规律。小的梗死可以不出现明显的脑水肿，而大面积梗死不但出现水肿而且有明显的占位效应，脑细胞从血运受阻，代谢障碍直至死亡，这一过程产生了大量的有毒物质，这些有毒物质可以造成细胞内酸中毒，也可直接加剧脑水肿，几天以后出现的梗死区“渗血现象”给临床医师增加了治疗上的难度，血瘀、水肿、出血的相继出现又产生了新的矛盾。

目前，早期的高压氧治疗，择期的去骨瓣减压治疗及中性保守治疗虽然都收到一定疗效，从治疗手段分析，都不具有主动性且存在着一定的片面性。

实践证明，采用中西医结合方法治疗大面积脑梗死不失为一种良策。中医学把瘀血、水肿及出血等现象均视为邪，即为邪气，理应驱除为安。根据唐容川《血证论》“故凡血证，总以祛瘀为要”的观点，应采取活血化瘀，利水消肿的治法，为了避免缺血-再灌注损伤，应尽量避免使用扩张血管较为猛烈的药物，以免加剧受损血管壁的通透性。益气中药能降低血管壁及脑细胞膜的通透性或加强其致密性，这一治疗效果正在逐渐被临床所证实。近几年北京宣武医院中西医结合病房采用辨证论治并加服自拟三琥散（三七、琥珀）治疗大面积脑梗死取得了较好疗效。

大面积脑梗死的早期或超早期的适当干预十分重要，在发病 3～6 小时内及时静脉注入适当的尿激酶或东菱克栓酶，有相当一部分患者能很快恢复正常或好转。但治疗后的病灶处出血和渗血也屡见不鲜，此时应用止血药物是不合适的，当出血和血栓这对矛盾明显的时候，可在全身支持疗法的基础上加用具有止血与活血双重作用的中药，以期达到止血不留瘀，活血不伤正的目的。当出血倾向较为明显的时候，它主要发挥止血作用，而出血倾向不明显的时候发挥活血作用。目前市场上治疗脑梗死的注射剂血栓通、血塞通、路路通等，虽然品名不同，但都为三七制剂。迄今为止，未见到有用于治疗缺血性脑血管病后引起出血的报道。而琥珀具有镇静安神，利水通淋，活血散瘀的作用，与三七合用相得益彰。

由于大面积脑梗死常出现较明显脑水肿，脱水剂的应用是必须的。应用原则应根据水肿程度，并注意心肾功能，最好是长、短效脱水剂同时应用，病情减轻后，应提倡脱水剂减量不减次。

在发病以后，人体和疾病（即正气和邪气）产生了一对矛盾，正进邪退，疾病好转；反之，疾病恶化。在病程中，患者的神志、精神、气色及舌象变化是反映邪正盛衰的客观指标，临床治疗要根据病程中出现的变化，在辨证论治的原则下调整方案指导用药。一般情况下，在疾病的早期多属气滞血瘀或痰浊壅闭，中期多为痰火扰心或毒热壅盛，恢复期多为气虚血瘀或络阻窍闭。可根据病情分别采用血府逐瘀汤，涤痰汤，清心滚痰丸或安宫牛黄丸，恢复期用补阳还五汤或华佗再造丸。

急性期治疗的关键在于减轻脑水肿，尽量避免脑疝的发生，合理使用活血化瘀中药以促进血运的重建及吞噬细胞的转运，控制体温，预防或减轻感染性合并症。维持正常的出入量和水、电解质平衡，保持大便的通畅，为进一步治疗打下良好基础。

恢复期的重点在于巩固急性期的治疗效果，采取各种有力措施促进神志或语言的恢复，促进肢体功能的恢复，鼓励患者战胜疾病、树立重返社会的信心。坚持不懈地进行康复和药物治疗，并把脑血管病的二级预防与此期的治疗结合起来。

1.有关血压的问题

正常的血压是保障大脑能量供应和代谢的基本条件。现代研究发现，脑血流量在 20～25 mL/(100 g · min)时，脑神经细胞的功能便处于抑制状态，提示在治疗脑血管病的同时不要把血压降得过低，应控制在发病前的一般血压水平，以保障有效的脑灌注压。

2.有关脱水药的应用

脱水剂用多大量、什么时间用、用哪种、用多长时间，这是摆在每个神经科大夫面前的问题，无意识障碍者原则上可不用，大面积梗死应联合用药并缩短间隔，如用甘露醇。在水肿缓解期，应提倡减量不减次。脱水剂一般不宜长用，否则引起血液浓缩，不利于脑内血液循环及代谢，还可引起电解质紊乱。实践证明舌质是观察机体是否脱水的重要而客观的指标，一般情况下，出现红舌而少津液则提示停用脱水剂。

3.有关发热问题

近些年来，很多研究人员或临床医师都在千方百计地试图用物理降温的方法来保护大脑，目的是降低脑内代谢，这样即可减少能量的浪费，又可减少代谢性有毒物质对脑的损害。对于脑血管病患者来说，只要体温超出正常水平，就应积极采取措施。低热，用清开灵 40 mL 加入生理盐水 250 mL 静脉滴注，每天 1～2 次。高热，首先保障入量，同时静脉滴注清开灵或物理降温。并用紫雪散 1～2 g 每天 2 次，或用安宫牛黄丸 1 丸每天 2 次口服或鼻饲。

4.有关咳嗽、咳痰问题

中医学认为，脾为生痰之源，肺为贮痰之器，咳嗽痰多应首先责之于脾。又曰：肾为先天之本，脾为后天之本，脾肾不虚则身体强壮，痰病自愈。现代医学认为脾肾与免疫有着密切的关系。临床上，大面积脑梗死的患者常出现意识障碍，但有轻有重，有的恢复快，有的恢复慢，也大多出现肺部感染，但也有轻重之分和难治易治之别，这可能与脾、肾的盛衰有着密切的关系。面黄食少便溏而咳者用二陈汤；发热面红而咳者用鲜竹沥水 20 mL 每天 3 次，或静脉滴注鱼腥草注射液 100 mL，每天 2 次。

5.有关大便问题

中医学认为，肺与大肠相表里，大肠者，传导之官，糟粕出焉。人体许多代谢产物都要通过大肠排出体外，故此，大便最好每天 1 次或者 1～2 天 1 次为宜。在疾病情况下，尤其是大面积脑梗死，常出现大便秘结或数天不行，可使肠道毒物吸收入血影响脑功能，亦可引起腹胀，影响食欲，腑气不通，又不利于肺气肃降，使咳嗽不愈。大便不通，邪无出路，疾病难治。近年来，许多中西医结合学者喜欢把大便正常与否作为疾病转归的重要指标之一。

6.有关呃逆和消化道出血问题

不管是哪类脑血管病，呃逆和消化道出血是常见的并发症，消化道出血可以是应激性的，也可由频繁的呃逆导致胃黏膜撕裂引起。治疗呃逆常用的西药有多潘立酮、利多卡因、氯丙嗪等，但疗效常不理想，且氯丙嗪可引起难治性直立性低血压，应予注意。每遇上述情况，建议联合用药或综合治疗。力奥来素有很好的治疗效果，机制还不清楚，可根据具体情况试用。

(1)中药：胃热者可用橘皮竹茹汤，胃寒者用丁香柿蒂汤，也可加服旋覆代赭汤。

(2)穴位封闭：山莨菪碱，5～10 mg，取穴足三里、内关、上脘、中脘、下脘。

(3)针灸：取双侧足三里、内关、上脘透下脘、天突等穴。若有上消化道出血，除肌内注射酚磺乙胺，鼻饲凝血酶外，可鼻饲中药三七粉 3 g、白及粉 2 g，每天 1～2 次，两药既能活血止血，又能保护胃黏膜。

(二)辨证论治

缺血性中风,是属本虚标实证候。在急性期虽有本虚的见证,而常以风阳、痰热、腑实、血瘀的“标实”症状较为突出,因风痰浊邪蒙蔽心窍,壅塞清阳之府,闭阻经络,按中医急则治其标的原则,应先以祛邪为主,也应顾及本虚;至恢复期,证候多由实转虚,虚实夹杂,应以祛邪、扶正为主;至后遗症期,本虚标实而侧重在“本虚”,按缓则治其本的原则,应以扶正培本为主。

1.常证的辨治

(1)肝肾阴虚、肝风内动。

主证:猝然昏仆,口眼歪斜,半身不遂,肢体麻木,头痛头昏,舌强难言,舌红少苔,脉弦细数。

治法:滋阴潜阳、平肝熄风。

方药:天麻钩藤饮加减。天麻、钩藤、石决明、栀子、黄芩、川牛膝、炒杜仲、益母草、丹参、川芎、桑寄生、夜交藤、桑枝。

加减:便结者,加玄参、生地、麻仁以养阴润肺,润肠通便;肩关节痛者,加羌活、青木香以通经活络止痛。

(2)肝风内动、痰浊壅闭。

主证:突然昏仆,神志不清,口眼歪斜,半身不遂,痰涎上升,声如牵锯,面色青白,呼吸急促,舌质淡,苔白或滑,脉滑或弦滑。

治法:辛温开窍,豁痰熄风。

方药:急用苏合香丸以辛温开窍,继以涤痰汤(《奇效良方》)祛湿化痰。陈皮、半夏、茯苓、甘草、胆南星、枳实、党参、石菖蒲、竹茹、生姜。

加减:痰涎壅盛者,加蛇胆、陈皮末、皂角炭以加强化痰之力;若风盛者,加天麻、钩藤、石决明以平肝熄风。

(3)痰热闭阻、阳明腑实。

主证:口眼歪斜,半身不遂,或神志不清,面红口干,腹满气粗,大便干结,舌红苔厚,脉弦滑。

治法:化痰开郁,通腑泄热。

方药:温胆汤合大承气汤加减。竹茹、枳实、橘皮、茯苓、厚朴、大黄、芒硝。

加减:舌强不灵或时有流涎加菖蒲、郁金、竹沥;头晕、头胀较重,血压较高者加怀牛膝、白芷;口干舌燥加花粉、生石膏、黄连。

(4)气虚血滞、脉络瘀阻。

主证:肢软无力,偏身麻木,口眼歪斜,心慌气短,手足肿胀,或言语謇涩,舌淡或紫暗，苔白，脉细涩或虚弱。

治法：益气活血，通经活络。

方药：补阳还五汤加减。黄芪、当归、尾赤芍、川芎、桃仁、红花、地龙、全蝎、川牛膝、鸡血藤。

加减：言语謇涩者，加菖蒲、郁金；便溏者，去桃仁，加炒白术；便秘者，加枳实；手足肿胀者，加茯苓、桂枝。

2.变证的辨治

呃逆见于中风病中经络的变证，风火痰热损伤胃气胃阴，致气逆上冲而生呃逆。呃逆声急促而不断，说明正气虚邪气盛。声低而不连续，甚至床动身摇，说明正衰邪重，胃气衰败。亦有正气不虚，正邪相搏，浊气上逆而呃逆频频，声高气粗者，其病因大多是由于大病之初，血气奔并与上，气机骤然升降逆乱所致。

(1)胃气胃阴两伤。

主证：呃声低沉，不连续，唇燥舌干，口渴喜饮，或神昏烦躁，大便干结，舌质红，苔黄燥，脉细弦数。

治法：益气养阴，和胃止呃。

方药：人参粳米汤。

(2)正邪相搏，浊气上逆。

主证：呃声频频，声高气粗，甚者身动床摇，呕恶或呕血，腹满纳呆，大便干结，或见神昏烦躁，舌质红或红绛，苔黄燥或厚腻，脉弦数。

治法：理气降逆，和胃止呕。

方药：旋覆代赭汤。

(3)胃气衰败，阴阳离决。

主证：呃逆偶作，气息低微，精神萎靡，二便失禁，四肢不温，舌暗少苔，脉象沉细。

治法：温肾纳气，调和阴阳

方药：八味地黄丸合交泰汤。

3.急救处理

(1)中风闭证：①热闭用清开灵注射液 40～60 mL，加入 0.9％氯化钠注射液 250 mL，每天1 次静脉滴注或醒脑静注射液 20～40 mL 每天 1 次静脉滴注，也可口服或鼻饲安宫牛黄丸、安脑丸。针灸内关、人中，十宣放血，以清热解毒，开窍醒神。②寒闭口服或鼻饲苏合香丸。

(2)中风脱证：用参麦注射液 40～60 mL，加入 0.9％氯化钠注射液 250 mL

静脉滴注，每天1～2 次。参附注射液 40～60 mL，加入 0.9%氯化钠注射液 250 mL静脉滴注，每天 1～2 次。也可口服或鼻饲参附汤，灸神阙，针人中、关元、涌泉。并注意四肢保暖，以益气回阳固脱。

(三)中成药

1.口服药

(1)安宫牛黄丸：辛凉开窍，适用于高热神昏或痰热闭阻，阳明腑实。每次 1 丸，每天 1～2 次，口服或鼻饲。多为急救用药，一般连用 1～3 天，也可根据病情需要间断再用。

(2)苏合香丸：辛温开窍，适用于痰浊壅闭，神昏语謇。每次 1 丸，每天 1～2 次，口服或鼻饲。连用 1～3 天，也可根据病情需要酌情再用。

(3)血府逐瘀口服液：适用于气滞血瘀、脉络瘀阻。每次 20 mL，每天 2 次，温开水送服。

(4)华佗再造丸：适用于气虚血滞、脉络瘀阻。每次 8 g，每天 3 次，温开水送服。

2.注射液

(1)清开灵注射液(热盛者首选)：能清热解毒、化痰通络、醒神开窍。适用于痰热闭阻、阳明腑实。每次用清开灵注射液 40 mL 加入 250 mL 生理盐水，每天静脉滴注 1 次，连用 10～14 天为 1 个疗程。静脉给药时偶有变态反应，可见皮疹、面红、局部疼痛等，应及时停药并做脱敏处理。

(2)醒脑静注射液(神昏者首选)：能清热泻火，凉血解毒，开窍醒脑。适用于痰热闭阻，阳明腑实。每次用醒脑静注射液 20～40 mL 加入 250 mL 生理盐水，每天静脉滴注 1 次，连用 10～14 天。

(3)血栓通注射剂：具有扩张脑血管和使脑血流量增加的作用，并有抗血栓、抗凝血、抗自由基作用。适用于气虚血滞、脉络瘀阻。每次用血栓通注射剂 20 mg，加入 250 mL 生理盐水，每天静脉滴注 1 次，连用 10～14 天。使用本药时个别患者偶有不适反应或皮疹，应即停止用药，对症治疗后再使用。

(四)介入溶栓疗法

我国在 20 世纪 60 年代已开始应用溶栓疗法治疗急性脑梗死，但由于适应证及剂量掌握不够严格，导致出血的发生率过高而停止使用。从 20 世纪 80 年代开始，由于心肌梗死应用溶栓治疗取得成功，国际上又重新重视急性脑梗死溶栓治疗的积极作用。1997 年美国食品药品监督管理总局(FDA)正式批准基因重组纤溶酶原激活剂(rt-PA)可用于急性脑梗死的溶栓治疗,时间窗定为3小时以内,剂量为0.9 mg/kg,静脉滴注。我国"九五"攻关课题"急性脑梗死发病6小时内尿激酶静脉溶栓治疗"的结果显示,6小时内尿激酶静脉溶栓治疗是安全有效的。

1.溶栓治疗的理论基础

缺血半暗带的提出为溶栓治疗提供了理论依据。根据动物实验证明,如果闭塞血管能及时开通则可减小梗死灶体积,且能增加半暗带神经细胞的存活率。溶栓治疗是唯一能迅速使闭塞血管再通的治疗方法,关键在于时间窗。据文献记载,时间窗一般控制在3小时或6小时内。溶栓治疗应在起病6小时内的治疗时间窗内进行才有可能挽救缺血半暗带。

2.选择性动脉溶栓

大脑中动脉阻塞发病3～6小时者,基底动脉阻塞≤12小时者可考虑动脉溶栓治疗。但选择性动脉导管术是一种较为复杂的技术,需要昂贵的造影设备及训练有素的介入神经科专业医师的配合,又由于受到治疗时间窗的限制,其广泛应用受到一定的限制。但综合国内外的资料,动脉溶栓的效果似乎更好。

3.静脉溶栓(梗死发作6小时内)

(1)临床应用:对于急性缺血性梗死发病3小时内,无溶栓禁忌证者,推荐静脉内使用rt-PA或UK。rt-PA,0.9 mg/kg(最大用量90 mg);UK,100万～150万单位。10%静脉推注1分钟,其余静脉滴注1小时。治疗后前24小时内不得使用抗凝药或阿司匹林。24小时后CT显示无出血,可行抗血小板和/或抗凝治疗。

梗死发作后3～6小时,不推荐常规使用rt-PA、UK静脉给药,若应用可在特殊影像(MR弥散成像、灌注成像)指导下应用。

(2)适应证:①急性缺血性卒中;②发病3小时内,MRI指导下可延长至6小时;③年龄>18岁。

(3)绝对禁忌证:①TIA或迅速好转的卒中以及症状轻微者;②病史和体检符合蛛网膜下腔出血;③两次降压治疗后血压仍高于24.7/14.7 kPa(185/110 mmHg);④治疗前CT检查发现有出血、占位效应、水肿、肿瘤、动静脉畸形;⑤在过去14天内有大手术和创伤;⑥活动性内出血;⑦7天内进行过动脉穿刺;⑧病史中有血液学异常以及任何原因的凝血、抗凝血疾病(PT>15秒,INR>1.4,PTT>40秒,血小板计数<100×10^9/L);⑨正在应用抗凝剂或卒中发作前48小时内应用肝素者。

(4)相对禁忌证:①意识障碍;②CT 显示早期大面积病灶(超过大脑中动脉分布区的 1/3);③2 月内进行过颅内和脊髓手术;④过去 3 个月患有卒中或有头部外伤;⑤前 21 天有消化道和泌尿系统出血;⑥血糖 2.7 mmol/L 或 22.2 mmol/L;⑦卒中发作时有癫痫;⑧以往有脑出血史;⑨妊娠;⑩心内膜炎、急性心包炎;⑪严重内科疾病,包括肝功能衰竭。

(5)监测:治疗前应常规检查血常规、血糖、心电图、凝血功能(PT、APTT、INR、FIB)等。溶栓治疗后对神经功能变化、出血征象、血压[维持血压低于 24.0/14.0 kPa(180/105 mmHg)]、生命体征等进行监测。用药后 45 分钟时检查舌和唇以判定有无血管源性水肿,如果发现血管源性水肿立即停药,并给予抗组胺药物和糖皮质激素。

(6)合并用药:阿司匹林能增加 rt-PA 的出血,并抑制 rt-PA 的溶栓效应。治疗后头 24 小时内不使用抗凝药和阿司匹林。24 小时后 CT 显示无出血,可行抗血小板和抗凝治疗。阿司匹林:溶栓后 24 小时,口服水溶阿司匹林 200～325 mg/d×10 d,维持量 75～120 mg/d(继发脑或全身大出血者停用)。轻度皮肤黏膜及胃出血者,出血停止 1 周后继续给予维持量。不能耐受阿司匹林者口服氯吡格雷 75 mg/d 或噻氯匹定 0.25 g/d。禁用普通肝素、其他抗凝剂、溶栓剂及蛇毒制剂等。

(7)脑出血及严重全身出血并发症的处理:有突发的意识障碍、血压升高、头痛呕吐、肢体障碍加重,应考虑并发脑出血。处置:停止使用 rt-PA,即刻复查 CT,查血小板及凝血功能;可输新鲜冻血浆、输 1 单位的血小板等。

(8)血管再闭塞或持续加重的处理:在排除脑出血的前提下,给予低分子肝素,0.3～0.4 mL,每天两次,7～10 天。

九、预后和预防

(一)预后

如果得到及时的治疗,特别是早期溶栓疗法,提高了疗效,减少了致残率,50%以上的患者能自理生活,甚至恢复工作能力。

国外脑梗死病死率为 6%～20%,其中颈内动脉系统梗死为 17%,椎-基底动脉系统梗死为 18%。秦震等观察随访经 CT 证实的脑梗死 1～7 年的预后发现:①共累积生存率,6 个月为96.8%,12 个月为 91%,2 年为 81.7%,7 年为 71%。急性期病死率为 22.3%,其中颈内动脉系统 22%,椎-基底动脉系统 25%,意识障碍、肢体瘫痪和继发肺部感染是影响预后的主要因素。②累积病死率在开始半年内迅速上升，1年半达高峰。说明发病后1年半不能恢复自理者，已无恢复正常的可能。

大面积脑梗死病死率很高，有报道称可达70%～80%，脑栓塞急性期病死率亦很高，为3%～15%，多死于严重脑水肿脑疝，肺部感染及心力衰竭。如栓子来源未消除，半数以上患者可复发，再发时病死率更高。各种心脏疾病合并脑梗死及心肌梗死引起的脑栓塞预后很差。存活的脑栓塞患者后遗症较多。

(二)预防

脑梗死的预防应包括一级预防和二级预防两种。前者是对有脑卒中倾向，但无脑血管病史的个体发生卒中的预防；后者是指已有脑卒中或TIA病史的个体再发脑卒中的预防。无论是一级或二级预防都能降低脑卒中的发生率。主要是针对引起血栓的危险因素，如高血压、高脂血症和TIA等进行治疗。应注意防止血压降低过多过快。老年人有严重腹泻、大汗、失血等情况时，要注意补液，防止血容量不足、血黏度增高和血流缓慢等。

脑栓塞主要是防治各种原发疾病，特别是各种心脏病，以消除栓子来源。

患者可根据自身情况采取适当形式锻炼身体，调整心态，合理安排生活和工作。也可选择阿司匹林、噻氯匹定及中药口服。

第二节　脑　出　血

脑出血(intracerebral hemorrhage，ICH)是指原发性非外伤性脑实质内出血，故又称原发性或自发性脑出血。脑出血是脑内的血管病变破裂而引起的出血，绝大多数是高血压伴发小动脉微动脉瘤在血压骤升时破裂所致，称为高血压性脑出血。主要病理特点为局部脑血流变化、炎症反应，以及脑出血后脑血肿的形成和血肿周边组织受压、水肿、神经细胞凋亡。80%的脑出血发生在大脑半球，20%发生在脑干和小脑。脑出血起病急骤，临床表现为头痛、呕吐、意识障碍、偏瘫、偏身感觉障碍等。在所有脑血管疾病患者中，脑出血占20%～30%，年发病率为(60～80)/10万，急性期病死率为30%～40%，是病死率和致残率很高的常见疾病。该病常发生于40～70岁，其中>50岁的人群发病率最高，达93.6%，但近年来发病年龄有越来越年轻的趋势。

一、病因与发病机制

(一)病因

高血压及高血压合并小动脉硬化是脑出血的最常见病因,约95%的脑出血患者患有高血压。其他病因有先天性动静脉畸形或动脉瘤破裂、脑动脉炎血管壁坏死、脑瘤出血、血液病并发脑内出血、烟雾病、脑淀粉样血管病变、梗死性脑出血、药物滥用、抗凝或溶栓治疗等。

(二)发病机制

尚不完全清楚,与下列因素相关。

1.高血压

持续性高血压引起脑内小动脉或深穿支动脉壁脂质透明样变性和纤维蛋白样坏死,使小动脉变脆,血压持续升高引起动脉壁疝或内膜破裂,导致微小动脉瘤或微夹层动脉瘤。血压骤然升高时血液自血管壁渗出或动脉瘤壁破裂,血液进入脑组织形成血肿。此外,高血压引起远端血管痉挛,导致小血管缺氧坏死、血栓形成、斑点状出血及脑水肿,继发脑出血,可能是子痫时高血压脑出血的主要机制。脑动脉壁中层肌细胞薄弱,外膜结缔组织少且缺乏外层弹力层,豆纹动脉等穿动脉自大脑中动脉近端呈直角分出,受高血压血流冲击易发生粟粒状动脉瘤,使深穿支动脉成为脑出血的主要好发部位,故豆纹动脉外侧支称为出血动脉。

2.淀粉样脑血管病

它是老年人原发性非高血压性脑出血的常见病因,好发于脑叶,易反复发生,常表现为多发性脑出血。发病机制不清,可能为血管内皮异常导致渗透性增加,血浆成分包括蛋白酶侵入血管壁,形成纤维蛋白样坏死或变性,导致内膜透明样增厚,淀粉样蛋白沉积,使血管中膜、外膜被淀粉样蛋白取代,弹性膜及中膜平滑肌消失,形成蜘蛛状微血管瘤扩张,当情绪激动或活动诱发血压升高时血管瘤破裂引起出血。

3.其他因素

血液病如血友病、白血病、血小板减少性紫癜、红细胞增多症、镰状细胞病等可因凝血功能障碍引起大片状脑出血。肿瘤内异常新生血管破裂或侵蚀正常脑血管也可导致脑出血。维生素 B_1、维生素 C 缺乏或毒素(如砷)可引起脑血管内皮细胞坏死,导致脑出血,出血灶特点通常为斑点状而非融合成片。结节性多动脉炎、病毒性和立克次体性疾病等可引起血管床炎症,炎症致血管内皮细胞坏死、血管破裂发生脑出血。脑内小动、静脉畸形破裂可引起血肿，脑内静脉循环障碍和静脉破裂亦可导致出血。血液病、肿瘤、血管炎或静脉窦闭塞性疾病等所致脑出血亦常表现为多发性脑出血。

(三)脑出血后脑水肿的发生机制

脑出血后机体和脑组织局部发生一系列病理生理反应，其中自发性脑出血后最重要的继发性病理变化之一是脑水肿。由于血肿周围脑组织形成水肿带，继而引起神经细胞及其轴突的变性和坏死，成为患者病情恶化和死亡的主要原因之一。目前认为，脑出血后脑水肿与占位效应、血肿内血浆蛋白渗出和血凝块回缩、血肿周围继发缺血、血肿周围组织炎症反应、水通道蛋白-4(AQP-4)及自由基级联反应等有关。

1.占位效应

主要是通过机械性压力和颅内压增高引起。巨大血肿可立即产生占位效应，造成周围脑组织损害，并引起颅内压持续增高。早期主要为局灶性颅内压增高，随后发展为弥漫性颅内压增高，而颅内压的持续增高可引起血肿周围组织广泛性缺血，并加速缺血组织的血管通透性改变，引发脑水肿形成。同时，脑血流量降低、局部组织压力增加可促发血管活性物质从受损的脑组织中释放，破坏血-脑屏障，引发脑水肿形成。因此，血肿占位效应虽不是脑水肿形成的直接原因，但可通过影响脑血流量、周围组织压力以及颅内压等因素，间接地在脑出血后脑水肿形成机制中发挥作用。

2.血肿内血浆蛋白渗出和血凝块回缩

血肿内血液凝结是脑出血超急性期血肿周围组织脑水肿形成的首要条件。在正常情况下，脑组织细胞间隙中的血浆蛋白含量非常低，但在血肿周围组织细胞间隙中却可见血浆蛋白和纤维蛋白聚积，这可导致细胞间隙胶体渗透压增高，使水分渗透到脑组织内形成水肿。此外，血肿形成后由于血凝块回缩，使血肿腔静水压降低，这也将导致血液中的水分渗透到脑组织间隙形成水肿。凝血连锁反应激活、血凝块回缩(血肿形成后血块分离成1个红细胞中央块和1个血清包绕区)以及纤维蛋白沉积等，在脑出血后血肿周围组织脑水肿形成中发挥着重要作用。血凝块形成是脑出血血肿周围组织脑水肿形成的必经阶段，而血浆蛋白(特别是凝血酶)则是脑水肿形成的关键因素。

3.血肿周围继发缺血

脑出血后血肿周围局部脑血流量显著降低，而脑血流量的异常降低可引起血肿周围组织缺血。一般脑出血后6～8小时，血红蛋白和凝血酶释出细胞毒性物质，兴奋性氨基酸释放增多等，细胞内钠聚集，则引起细胞毒性水肿；出血后4～12小时，血-脑屏障开始破坏，血浆成分进入细胞间液，则引起血管源性水肿。同时，脑出血后形成的血肿在降解过程中，产生的渗透性物质和缺血的代谢产物，也使组织间渗透压增高，促进或加重脑水肿，从而形成血肿周围半暗带。

4.血肿周围组织炎症反应

脑出血后血肿周围中性粒细胞、巨噬细胞和小胶质细胞活化，血凝块周围活化的小胶质细胞和神经元中白细胞介素-1（IL-1）、白细胞介素-6（IL-6）、细胞间黏附因子-1（ICAM-1）和肿瘤坏死因子-α（TNF-α）表达增加。临床研究采用双抗夹心酶联免疫吸附试验检测41例脑出血患者脑脊液IL-1和S100蛋白含量发现，急性患者脑脊液IL-1水平显著高于对照组，提示IL-1可能促进了脑水肿和脑损伤的发展。ICAM-1在中枢神经系统中分布广泛。Gong等的研究证明，脑出血后12小时神经细胞开始表达ICAM-1，3天达高峰，持续10天逐渐下降；脑出血后1天时血管内皮开始表达ICAM-1，7天达高峰，持续2周。表达ICAM-1的白细胞活化后能产生大量蛋白水解酶，特别是基质金属蛋白酶，促使血-脑屏障通透性增加，血管源性脑水肿形成。

5.AQP-4与脑水肿

过去一直认为水的跨膜转运是通过被动扩散实现的，而水通道蛋白（aquaporin，AQP）的发现完全改变了这种认识。现在认为，水的跨膜转运实际上是一个耗能的主动过程，是通过AQP实现的。AQP在脑组织中广泛存在，可能是脑脊液重吸收、渗透压调节、脑水肿形成等生理、病理过程的分子生物学基础。迄今已发现的AQP至少存在10种亚型，其中AQP-4和AQP-9可能参与血肿周围脑组织水肿的形成。实验研究脑出血后不同时间点大鼠脑组织AQP-4的表达分布发现，对照组和实验组未出血侧AQP-4在各时间点的表达均为弱阳性，而水肿区从脑出血后6小时开始表达增强，3天时达高峰，此后逐渐回落，1周后仍明显高于正常组。另外，随着出血时间的推移，出血侧AQP-4表达范围不断扩大，表达强度不断增强，并且与脑水肿严重程度呈正相关。以上结果提示，脑出血能导致细胞内外水和电解质失衡，细胞内外渗透压发生改变，激活位于细胞膜上的AQP-4，进而促进水和电解质通过AQP-4进入细胞内导致细胞水肿。

6.自由基级联反应

脑出血后脑组织缺血缺氧发生一系列级联反应造成自由基浓度增加。自由基通过攻击脑内细胞膜磷脂中多聚不饱和脂肪酸和脂肪酸的不饱和双键，直接造成脑损伤发生脑水肿；同时引起脑血管通透性增加，亦加重脑水肿从而加重病情。

二、病理

(一)肉眼所见

脑出血病例尸检时脑外观可见到明显动脉粥样硬化,出血侧半球膨隆肿胀,脑回宽、脑沟窄,有时可见少量蛛网膜下腔积血,颞叶海马与小脑扁桃体处常可见脑疝痕迹,出血灶一般为 2~8 cm,绝大多数为单灶,仅 1.8%~2.7%为多灶。常见的出血部位为壳核出血,出血向内发展可损伤内囊,出血量大时可破入侧脑室。丘脑出血时,血液常穿破第三脑室或侧脑室,向外可损伤内囊。脑桥和小脑出血时,血液可穿破第四脑室,甚至可经中脑导水管逆行进入侧脑室。原发性脑室出血,出血量小时只侵及单个脑室或多个脑室的一部分;大量出血时全部脑室均可被血液充满,脑室扩张积血形成铸型。脑出血血肿周围脑组织受压,水肿明显,颅内压增高,脑组织可移位。幕上半球出血,血肿向下破坏或挤压丘脑下部和脑干,使其变形、移位和继发出血,并常出现小脑幕疝;如中线部位下移可形成中心疝;颅内压增高明显或小脑出血较重时均易发生枕骨大孔疝,这些都是导致患者死亡的直接原因。急性期后,血块溶解,含铁血黄素和破坏的脑组织被吞噬细胞清除,胶质增生,小出血灶形成胶质瘢痕,大者形成囊腔,称为中风囊,腔内可见黄色液体。

(二)显微镜观察

显微镜观察可分为 3 期。

1.出血期

可见大片出血,红细胞多新鲜。出血灶边缘多出现坏死。软化的脑组织,神经细胞消失或呈局部缺血改变,常有多形核白细胞浸润。

2.吸收期

出血 24~36 小时即可出现胶质细胞增生,小胶质细胞及来自血管外膜的细胞形成格子细胞,少数格子细胞含铁血黄素。星形胶质细胞增生及肥胖变性。

3.修复期

血液及坏死组织渐被清除,组织缺损部分由胶质细胞、胶质纤维及胶原纤维代替,形成瘢痕。出血灶较小可完全修复,较大则遗留囊腔。血红蛋白代谢产物长久残存于瘢痕组织中,呈现棕黄色。

三、临床表现

(一)症状与体征

1.意识障碍

多数患者发病时很快出现不同程度的意识障碍,轻者可呈嗜睡,重者可昏迷。

2.高颅压征

表现为头痛、呕吐。头痛以病灶侧为重,意识蒙眬或浅昏迷者可见患者用健侧手触摸病灶侧头部;呕吐多为喷射性,呕吐物为胃内容物,如合并消化道出血可为咖啡样物。

3.偏瘫

病灶对侧肢体瘫痪。

4.偏身感觉障碍

病灶对侧肢体感觉障碍,主要是痛觉、温度觉减退。

5.脑膜刺激征

见于脑出血已破入脑室、蛛网膜下腔以及脑室原发性出血之时,可有颈项强直或强迫头位,克氏征(Kernig 征)阳性。

6.失语症

优势半球出血者多伴有运动性失语症。

7.瞳孔与眼底异常

瞳孔可不等大、双瞳孔缩小或散大。眼底可有视网膜出血和视盘水肿。

8.其他症状

如心律不齐、呃逆、呕吐咖啡色样胃内容物、呼吸节律紊乱、体温迅速上升及心电图异常等变化。脉搏常有力或缓慢,血压多升高,可出现肢端发绀,偏瘫侧多汗,面色苍白或潮红。

(二)不同部位脑出血的临床表现

1.基底节区出血

基底节区出血为脑出血中最多见者,占 60%~70%。其中壳核出血最多,约占脑出血的 60%,主要是豆纹动脉尤其是其外侧支破裂引起;丘脑出血较少,约占 10%,主要是丘脑穿动脉或丘脑膝状体动脉破裂引起;尾状核及屏状核等出血少见。虽然各核出血有其特点,但出血较多时均可侵及内囊,出现一些共同症状。现将常见的症状分轻、重两型叙述如下。

(1)轻型:多属壳核出血,出血量一般为数毫升至 30 mL,或为丘脑小量出血,出血量仅数毫升,出血限于丘脑或侵及内囊后肢。患者突然头痛、头晕、恶心呕吐、意识清楚或轻度障碍,出血灶对侧出现不同程度的偏瘫,亦可出现偏身感觉障碍及偏盲(三偏征),两眼可向病灶侧凝视,优势半球出血可有失语。

(2)重型:多属壳核大量出血,向内扩展或穿破脑室,出血量可达 30~160 mL;或丘脑较大量出血,血肿侵及内囊或破入脑室。发病突然,意识障碍重,鼾声明显,呕吐频繁,可吐咖啡样胃内容物(由胃部应激性溃疡所致)。丘脑出血病灶对侧常有偏身感觉障碍或偏瘫,肌张力低,可引出病理反射,平卧位时,患侧下肢呈外旋位。但感觉障碍常先于或重于运动障碍,部分病例病灶对侧可出现自发性疼痛。常有眼球运动障碍(眼球向上注视麻痹,呈下视内收状态)。瞳孔缩小或不等大,一般为出血侧散大,提示已有小脑幕疝形成;部分病例有丘脑性失语(言语缓慢而不清、重复言语、发音困难、复述差,朗读正常)或丘脑性痴呆(记忆力减退、计算力下降、情感障碍、人格改变等)。如病情发展,血液大量破入脑室或损伤丘脑下部及脑干,昏迷加深,出现去大脑强直或四肢弛缓,面色潮红或苍白,出冷汗,鼾声大作,中枢性高热或体温过低,甚至出现肺水肿、上消化道出血等内脏并发症,最后多发生枕骨大孔疝死亡。

2.脑叶出血

脑叶出血又称皮质下白质出血。应用 CT 以后,发现脑叶出血约占脑出血的 15%,发病年龄在 11~80 岁,40 岁以下占 30%,年轻人多由血管畸形(包括隐匿性血管畸形)、烟雾病引起,老年人常见于高血压动脉硬化及淀粉样血管病等。脑叶出血以顶叶最多见,以后依次为颞叶、枕叶、额叶,40%为跨叶出血。脑叶出血除意识障碍、颅内高压和抽搐等常见症状外,还有各脑叶的特异表现。

(1)额叶出血:常有一侧或双侧的前额痛、病灶对侧偏瘫。部分病例有精神行为异常、凝视麻痹、言语障碍和癫痫发作。

(2)顶叶出血:常有病灶侧颞部疼痛;病灶对侧的轻偏瘫或单瘫、深浅感觉障碍和复合感觉障碍;体象障碍、手指失认和结构失用症等,少数病例可出现下象限盲。

(3)颞叶出血:常有耳部或耳前部疼痛,病灶对侧偏瘫,但上肢瘫重于下肢,中枢性面、舌瘫可有对侧上象限盲;优势半球出血可出现感觉性失语或混合性失语;可有颞叶癫痫、幻嗅、幻视、兴奋躁动等精神症状。

(4)枕叶出血:可出现同侧眼部疼痛,同向性偏盲和黄斑回避现象,可有一过性黑蒙和视物变形。

3.脑干出血

(1)中脑出血：中脑出血少见，自CT应用于临床后，临床已可诊断。轻症患者表现为突然出现复视、眼睑下垂、一侧或两侧瞳孔扩大、眼球不同轴、水平或垂直眼震，同侧肢体共济失调，也可表现大脑脚综合征(Weber综合征)或红核综合征(Benedikt综合征)。重者出现昏迷、四肢迟缓性瘫痪、去大脑强直，常迅速死亡。

(2)脑桥出血：占脑出血的10%左右。病灶多位于脑桥中部的基底部与被盖部之间。患者表现突然头痛，同侧第Ⅵ、Ⅶ、Ⅷ对脑神经麻痹，对侧偏瘫(交叉性瘫痪)，出血量大或病情重者常有四肢瘫，很快进入意识障碍、针尖样瞳孔、去大脑强直、呼吸障碍，多迅速死亡。可伴中枢性高热、大汗和应激性溃疡等。一侧脑桥小量出血可表现为脑桥腹内侧综合征(Foville综合征)、闭锁综合征和脑桥腹外侧综合征(Millard-Gubler综合征)。

(3)延髓出血：延髓出血更为少见，突然意识障碍，血压下降，呼吸节律不规则，心律失常，轻症病例可呈延髓背外侧综合征(Wallenberg综合征)，重症病例常因呼吸心跳停止而死亡。

4.小脑出血

小脑出血约占脑出血的10%。多见于一侧半球的齿状核部位，小脑蚓部也可发生。发病突然，眩晕明显，频繁呕吐，枕部疼痛，病灶侧共济失调，可见眼球震颤，同侧周围性面瘫，颈项强直等，如不仔细检查，易误诊为蛛网膜下腔出血。当出血量不大时，主要表现为小脑症状，如病灶侧共济失调，眼球震颤，构音障碍和吟诗样语言，无偏瘫。出血量增加时，还可表现有脑桥受压体征，如展神经麻痹、侧视麻痹等，以及肢体偏瘫和/或锥体束征。病情如继续加重，颅内压增高明显，昏迷加深，极易发生枕骨大孔疝死亡。

5.脑室出血

脑室出血分原发与继发两种，继发性是指脑实质出血破入脑室者；原发性指脉络丛血管出血及室管膜下动脉破裂出血，血液直流入脑室者。以前认为脑室出血罕见，现已证实占脑出血的3%～5%。55%的患者出血量较少，仅部分脑室有血，脑脊液呈血性，类似蛛网膜下腔出血。临床常表现为头痛、呕吐、项强、Kernig征阳性、意识清楚或一过性意识障碍，但常无偏瘫体征，脑脊液血性，酷似蛛网膜下腔出血，预后良好，可以完全恢复正常；出血量大，全部脑室均被血液充满者，其临床表现符合既往所谓脑室出血的症状，即发病后突然头痛、呕吐、昏迷、瞳孔缩小或时大时小，眼球浮动或分离性斜视，四肢肌张力增高，病理反射阳性，早期出现去大脑强直，严重者双侧瞳孔散大，呼吸深，鼾声明显，体温明显升高，面部充血多汗，预后极差，多迅速死亡。

四、辅助检查

(一)头颅 CT

发病后 CT 平扫可显示近圆形或卵圆形均匀高密度的血肿病灶，边界清楚，可确定血肿部位、大小、形态及是否破入脑室，血肿周围有无低密度水肿带及占位效应(脑室受压、脑组织移位)和梗阻性脑积水等。早期可发现边界清楚、均匀的高度密度灶，CT 值为 60～80 Hu，周围环绕低密度水肿带。血肿范围大时可见占位效应。根据 CT 影像估算出血量可采用简单易行的多田计算公式：出血量(mL)＝0.5×最大面积长轴(cm)×最大面积短轴(mL)×层面数。出血后3～7 天，血红蛋白破坏，纤维蛋白溶解，高密度区向心性缩小，边缘模糊，周围低密度区扩大。病后2～4 周，形成等密度或低密度灶。病后 2 个月左右，血肿区形成囊腔，其密度与脑脊液近乎相等，两侧脑室扩大；增强扫描，可见血肿周围有环状高密度强化影，其大小、形状与原血肿相近。

(二)头颅 MRI/MRA

MRI 的表现主要取决于血肿所含血红蛋白量的变化。发病1 天内，血肿呈 T_1 等信号或低信号，T_2 呈高信号或混合信号；第 2 天～1 周内，T_1 为等信号或稍低信号，T_2 为低信号；第 2～4 周，T_1 和 T_2 均为高信号；4 周后，T_1 呈低信号，T_2 为高信号。此外，磁共振血管成像(MRA)可帮助发现脑血管畸形、肿瘤及血管瘤等病变。

(三)数字减影血管造影(DSA)

对脑叶出血、原因不明或怀疑脑血管畸形、血管瘤、烟雾病和血管炎等患者有意义，尤其是血压正常的年轻患者应通过 DSA 查明病因。

(四)腰椎穿刺检查

在无条件做 CT 时，且患者病情不重，无明显颅内高压者可进行腰椎穿刺检查。脑出血者脑脊液压力常增高，若出血破入脑室或蛛网膜下腔者脑脊液多呈均匀血性。有脑疝及小脑出血者应禁做腰椎穿刺检查。

(五)TCD

由于简单及无创性，可在床边进行检查，已成为监测脑出血患者脑血流动力学变化的重要方法。①通过检测脑动脉血流速度，间接监测脑出血的脑血管痉挛范围及程度，脑血管痉挛时其血流速度增高。②测定血流速度、血流量和血管外周阻力可反映颅内压增高时脑血流灌注情况，如颅内压超过动脉压时收缩期及舒张期血流信号消失，无血流灌注。③提供脑动静脉畸形、动脉瘤等病因诊断的线索。

（六）脑电图

脑电图可反映脑出血患者脑功能状态。意识障碍可见两侧弥漫性慢活动，病灶侧明显；无意识障碍时，基底节和脑叶出血出现局灶性慢波，脑叶出血靠近皮质时可有局灶性棘波或尖波发放；小脑出血无意识障碍时脑电图多正常，部分患者同侧枕颞部出现慢活动；中脑出血多见两侧阵发性同步高波幅慢活动；脑桥出血患者昏迷时可见 8～12 Hz α 波、低波幅 β 波、纺锤波或弥漫性慢波等。

（七）心电图

可及时发现脑出血合并心律失常或心肌缺血，甚至心肌梗死。

（八）血液检查

重症脑出血急性期白细胞数可增至（10～20）$\times 10^9$/L，并可出现血糖含量升高、蛋白尿、尿糖、血尿素氮含量增加，以及血清肌酶含量升高等。但均为一过性，可随病情缓解而消退。

五、诊断与鉴别诊断

（一）诊断要点

1.一般性诊断要点

（1）急性起病，常有头痛、呕吐、意识障碍、血压增高和局灶性神经功能缺损症状，部分病例有眩晕或抽搐发作。饮酒、情绪激动、过度劳累等是常见的发病诱因。

（2）常见的局灶性神经功能缺损症状和体征包括偏瘫、偏身感觉障碍、偏盲等，多于数分钟至数小时内达到高峰。

（3）头颅 CT 扫描可见病灶中心呈高密度改变，病灶周边常有低密度水肿带。头颅MRI/MRA有助于脑出血的病因学诊断和观察血肿的演变过程。

2.各部位脑出血的临床诊断要点

（1）壳核出血：①对侧肢体偏瘫，优势半球出血常出现失语。②对侧肢体感觉障碍，主要是痛觉、温度觉减退。③对侧偏盲。④凝视麻痹，呈双眼持续性向出血侧凝视。⑤尚可出现失用、体象障碍、记忆力和计算力障碍、意识障碍等。

(2)丘脑出血:①丘脑型感觉障碍,对侧半身深浅感觉减退、感觉过敏或自发性疼痛。②运动障碍,出血侵及内囊可出现对侧肢体瘫痪,多为下肢重于上肢。③丘脑性失语,言语缓慢而不清、重复言语、发音困难、复述差,朗读正常。④丘脑性痴呆,记忆力减退、计算力下降、情感障碍、人格改变。⑤眼球运动障碍,眼球向上注视麻痹,常向内下方凝视。

(3)脑干出血:①中脑出血,突然出现复视,眼睑下垂;一侧或两侧瞳孔扩大,眼球不同轴,水平或垂直眼震,同侧肢体共济失调,也可表现 Weber 综合征或 Benedikt 综合征;严重者很快出现意识障碍,去大脑强直。②脑桥出血,突然头痛,呕吐,眩晕,复视,眼球不同轴,交叉性瘫痪或偏瘫、四肢瘫等。出血量较大时,患者很快进入意识障碍,针尖样瞳孔,去大脑强直,呼吸障碍,并可伴有高热、大汗、应激性溃疡等,多迅速死亡;出血量较少时可表现为一些典型的综合征,如 Foville 综合征、Millard-Gubler 综合征和闭锁综合征等。③延髓出血,突然意识障碍,血压下降,呼吸节律不规则,心律失常,继而死亡。轻者可表现为不典型的 Wallenberg 综合征。

(4)小脑出血:①突发眩晕、呕吐、后头部疼痛,无偏瘫。②有眼震,站立和步态不稳,肢体共济失调、肌张力降低及颈项强直。③头颅 CT 扫描示小脑半球或小脑蚓高密度影及第四脑室、脑干受压。

(5)脑叶出血:①额叶出血,前额痛、呕吐、痫性发作较多见;对侧偏瘫、共同偏视、精神障碍;优势半球出血时可出现运动性失语。②顶叶出血,偏瘫较轻,而偏侧感觉障碍显著;对侧下象限盲,优势半球出血时可出现混合性失语。③颞叶出血,表现为对侧中枢性面、舌瘫及上肢为主的瘫痪;对侧上象限盲;优势半球出血时可有感觉性或混合性失语;可有颞叶癫痫、幻嗅、幻视。④枕叶出血,对侧同向性偏盲,并有黄斑回避现象,可有一过性黑蒙和视物变形;多无肢体瘫痪。

(6)脑室出血:①突然头痛、呕吐,迅速进入昏迷或昏迷逐渐加深;②双侧瞳孔缩小,四肢肌张力增高,病理反射阳性,早期出现去大脑强直,脑膜刺激征阳性;③常出现丘脑下部受损的症状及体征,如上消化道出血、中枢性高热、大汗、应激性溃疡、急性肺水肿、血糖增高、尿崩症等;④脑脊液压力增高,呈血性;⑤轻者仅表现头痛、呕吐、脑膜刺激征阳性,无局限性神经体征。临床上易误诊为蛛网膜下腔出血,需通过头颅 CT 检查来确定诊断。

(二)鉴别诊断

1.脑梗死

脑梗死发病较缓,或病情呈进行性加重;头痛、呕吐等颅内压增高症状不明显；典型病例一般不难鉴别；但脑出血与大面积脑梗死、少量脑出血与脑梗死临床症状相似，鉴别较困难，常需头颅 CT 鉴别。

2.脑栓塞

脑栓塞起病急骤，一般缺血范围较广，症状常较重，常伴有风湿性心脏病、心房颤动、细菌性心内膜炎、心肌梗死或其他容易产生栓子来源的疾病。

3.蛛网膜下腔出血

蛛网膜下腔出血好发于年轻人，突发剧烈头痛，或呈爆裂样头痛，以颈枕部明显，有的可痛牵颈背、双下肢。呕吐较频繁，少数严重患者呈喷射状呕吐。约 50%的患者可出现短暂、不同程度的意识障碍，尤以老年患者多见。常见一侧动眼神经麻痹，其次为视神经、三叉神经和展神经麻痹，脑膜刺激征常见，无偏瘫等脑实质损害的体征，头颅 CT 可帮助鉴别。

4.外伤性脑出血

外伤性脑出血是闭合性头部外伤所致，发生于受冲击颅骨下或对冲部位，常见于额极和颞极，外伤史可提供诊断线索，CT 可显示血肿外形不整。

5.内科疾病导致的昏迷

(1)糖尿病昏迷：①糖尿病酮症酸中毒，多数患者在发生意识障碍前数天有多尿、烦渴多饮和乏力，随后出现食欲缺乏、恶心、呕吐，常伴头痛、嗜睡、烦躁、呼吸深快，呼气中有烂苹果味(丙酮)。随着病情进一步发展，出现严重失水，尿量减少，皮肤弹性差，眼球下陷，脉细速，血压下降，至晚期时各种反射迟钝甚至消失，嗜睡甚至昏迷。尿糖、尿酮体呈强阳性，血糖和血酮体均有升高。头部 CT 结果阴性。②高渗性非酮症糖尿病昏迷，起病时常先有多尿、多饮，但多食不明显，或反而食欲缺乏，以致常被忽视。失水随病程进展逐渐加重，出现神经精神症状，表现为嗜睡、幻觉、定向障碍、偏盲、上肢拍击样粗震颤、痫性发作(多为局限性发作)等，最后陷入昏迷。尿糖强阳性，但无酮症或较轻，血尿素氮及肌酐升高。突出地表现为血糖常高至 33.3 mmol/L 以上，一般为33.3～66.6 mmol/L；血钠升高可达 155 mmol/L；血浆渗透压显著增高达 330～460 mmol/L，一般在 350 mmol/L以上。头部 CT 结果阴性。

(2)肝性昏迷：有严重肝病和/或广泛门体侧支循环，精神紊乱、昏睡或昏迷，明显肝功能损害或血氨升高，扑翼(击)样震颤和典型的脑电图改变(高波幅的 δ 波，每秒少于 4 次)等，有助于诊断与鉴别诊断。

(3)尿毒症昏迷：少尿(＜400 mL/d)或无尿(＜50 mL/d)，血尿，蛋白尿，管型尿，氮质血症，水电解质紊乱和酸碱失衡等。

(4)急性酒精中毒:①兴奋期,血乙醇浓度达到 11 mmol/L 即感头痛、欣快、兴奋。血乙醇浓度超过 16 mmol/L,健谈、饶舌、情绪不稳定、自负、易激怒,可有粗鲁行为或攻击行动,也可能沉默、孤僻;浓度达到 22 mmol/L 时,驾车易发生车祸。②共济失调期,血乙醇浓度达到 33 mmol/L 时,肌肉运动不协调,行动笨拙,言语含糊不清,眼球震颤,视力模糊,复视,步态不稳,出现明显共济失调。浓度达到 43 mmol/L 时,出现恶心、呕吐、困倦。③昏迷期,血乙醇浓度升至 54 mmol/L 时,患者进入昏迷期,表现昏睡、瞳孔散大、体温降低。血乙醇浓度超过 87 mmol/L 时,患者陷入深昏迷,心率快、血压下降,呼吸慢而有鼾音,可出现呼吸、循环麻痹而危及生命。实验室检查可见血清乙醇浓度升高,呼出气中乙醇浓度与血清乙醇浓度相当;动脉血气分析可见轻度代谢性酸中毒;电解质失衡,可见低血钾、低血镁和低血钙;血糖可降低。

(5)低血糖昏迷:低血糖昏迷是指各种原因引起的重症的低血糖症。患者突然昏迷、抽搐,表现为局灶神经系统症状的低血糖易被误诊为脑出血。化验血糖低于 2.8 mmol/L,推注葡萄糖后症状迅速缓解,发病后 72 小时复查头部 CT 结果阴性。

(6)药物中毒:①镇静催眠药中毒,有服用大量镇静催眠药史,出现意识障碍和呼吸抑制及血压下降。胃液、血液、尿液中检出镇静催眠药。②阿片类药物中毒,有服用大量吗啡或哌替啶的阿片类药物史,或有吸毒史,除了出现昏迷、针尖样瞳孔(哌替啶的急性中毒瞳孔反而扩大)、呼吸抑制“三联征”等特点外,还可出现发绀、面色苍白、肌肉无力、惊厥、牙关紧闭、角弓反张,呼吸先浅而慢,后叹息样或潮式呼吸、肺水肿、休克、瞳孔对光反射消失,死于呼吸衰竭。血、尿阿片类毒物成分,定性试验呈阳性。使用纳洛酮可迅速逆转阿片类药物所致的昏迷、呼吸抑制、缩瞳等毒性作用。

(7)CO 中毒:①轻度中毒,血液碳氧血红蛋白(COHb)可高于 20%。患者有剧烈头痛、头晕、心悸、口唇黏膜呈樱桃红色、四肢无力、恶心、呕吐、嗜睡、意识模糊、视物不清、感觉迟钝、谵妄、幻觉、抽搐等。②中度中毒,血液 COHb 浓度可高达 30%~40%。患者出现呼吸困难、意识丧失、昏迷,对疼痛刺激可有反应,瞳孔对光反射和角膜反射可迟钝,腱反射减弱,呼吸、血压和脉搏可有改变。经治疗可恢复且无明显并发症。③重度中毒,血液 COHb 浓度可高于 50%以上。深昏迷,各种反射消失。患者可呈去大脑皮质状态(患者可以睁眼,但无意识,不语,不动,不主动进食或大小便,呼之不应,推之不动,肌张力增强),常有脑水肿、惊厥、呼吸衰竭、肺水肿、上消化道出血、休克和严重的心肌损害,出现心律失常,偶可发生心肌梗死。有时并发脑局灶损害，出现锥体系或锥体外系损害体征。监测血中 COHb 浓度可明确诊断。

应详细询问病史，内科疾病导致昏迷者有相应的内科疾病病史，仔细查体，局灶体征不明显；脑出血者则同向偏视，一侧瞳孔散大、一侧面部船帆现象、一侧上肢出现扬鞭现象、一侧下肢呈外旋位，血压升高。CT 检查可助鉴别。

六、治疗

急性期的主要治疗原则是：保持安静，防止继续出血；积极抗脑水肿，降低颅内压；调整血压；改善循环；促进神经功能恢复；加强护理，防治并发症。

（一）一般治疗

1.保持安静

（1）卧床休息 3～4 周，脑出血发病后 24 小时内，特别是 6 小时内可有活动性出血或血肿继续扩大，应尽量减少搬运，就近治疗。重症需严密观察体温、脉搏、呼吸、血压、瞳孔和意识状态等生命体征变化。

（2）保持呼吸道通畅，头部抬高 15°～30°角，切忌无枕仰卧；疑有脑疝时应床脚抬高 45°角，意识障碍患者应将头歪向一侧，以利于口腔、气道分泌物及呕吐物流出；痰稠不易吸出，则要行气管切开，必要时吸氧，以使动脉血氧饱和度维持在 90%以上。

（3）意识障碍或消化道出血者宜禁食 24～48 小时，发病后 3 天，仍不能进食者，应鼻饲以确保营养。过度烦躁不安的患者可适量用镇静药。

（4）注意口腔护理，保持大便通畅，留置尿管的患者应做膀胱冲洗以预防尿路感染。加强护理，经常翻身，预防压疮，保持肢体功能位置。

（5）注意水、电解质平衡，加强营养。注意补钾，液体量应控制在 2 000 mL/d 左右，或以尿量加 500 mL 来估算，不能进食者鼻饲各种营养品。对于频繁呕吐、胃肠道功能减弱或有严重的应激性溃疡者，应考虑给予肠外营养。如有高热、多汗、呕吐或腹泻者，可适当增加入液量，或 10%脂肪乳 500 mL 静脉滴注，每天 1 次。如需长期采用鼻饲，应考虑胃造瘘术。

（6）脑出血急性期血糖含量增高可以是原有糖尿病的表现或是应激反应。高血糖和低血糖都能加重脑损伤。当患者血糖含量增高超过 11.1 mmol/L 时，应立即给予胰岛素治疗，将血糖控制在8.3 mmol/L以下。同时应监测血糖，若发生低血糖，可用葡萄糖口服或注射纠正低血糖。

2.亚低温治疗

能够减轻脑水肿，减少自由基的产生，促进神经功能缺损恢复，改善患者预后。降温方法：立即行气管切开，静脉滴注冬眠肌松合剂（0.9%氯化钠注射液 500 mL+氯丙嗪 100 mg+异丙嗪 100 mg），同时冰毯机降温。行床旁监护仪连续监测体温（T）、心率（HR）、血压（BP）、呼吸（R）、脉搏（P）、血氧饱和度（SPO_2）、颅内压（ICP）。直肠温度（RT）维持在 34～36 ℃，持续 3～5 天。冬眠肌松合剂用量和速度根据患者 T、HR、BP、肌张力等调节。保留自主呼吸，必要时应用同步呼吸机辅助呼吸，维持 SPO_2 在 95%以上，10～12 小时将 RT 降至 34～36 ℃。当 ICP 降至正常后 72 小时，停止亚低温治疗。采用每天恢复1～2 ℃，复温速度不超过0.1 ℃/h。在24～48 小时内，将患者 RT 复温至 36.5～37 ℃。局部亚低温治疗实施越早，效果越好，建议在脑出血发病6 小时内使用，治疗时间最好持续 48～72 小时。

（二）调控血压和防止再出血

脑出血患者一般血压都高，甚至比平时更高，这是因为颅内压增高时机体保证脑组织供血的代偿性反应，当颅内压下降时血压亦随之下降，因此一般不应使用降血压药物，尤其是注射利血平等强有力降压剂。目前理想的血压控制水平还未确定，主张采取个体化原则，应根据患者年龄、病前有无高血压、病后血压情况等确定适宜血压水平。但血压过高时，容易增加再出血的危险性，则应及时控制高血压。一般来说，收缩压≥26.7 kPa（200 mmHg），舒张压≥15.3 kPa（115 mmHg）时，应降血压治疗，使血压控制于治疗前原有血压水平或略高水平。收缩压≤24.0 kPa(180 mmHg)或舒张压≤15.3 kPa(115 mmHg)时，或平均动脉压≤17.3 kPa(130 mmHg)时可暂不使用降压药，但需密切观察。收缩压在 24.0～30.7 kPa(180～230 mmHg)或舒张压在 14.0～18.7 kPa(105～140 mmHg)宜口服卡托普利、美托洛尔等降压药，收缩压 24.0 kPa（180 mmHg）以内或舒张压 14.0 kPa(105 mmHg)以内，可观察而不用降压药。急性期过后（约2 周），血压仍持续过高时可系统使用降压药，急性期血压急骤下降表明病情严重，应给予升压药物以保证足够的脑供血量。

止血剂及凝血剂对脑出血并无效果，但如合并消化道出血或有凝血障碍时仍可使用。消化道出血时，还可经胃管鼻饲或口服云南白药、三七粉、氢氧化铝凝胶和/或冰牛奶、冰盐水等。

（三）控制脑水肿

脑出血后 48 小时水肿达到高峰，维持 3～5 天或更长时间后逐渐消退。脑水肿可使 ICP 增高和导致脑疝，是影响功能恢复的主要因素和导致早期死亡的主要死因。积极控制脑水肿、降低 ICP 是脑出血急性期治疗的重要环节，必要时可行 ICP 监测。治疗目标是使 ICP 降至 2.7 kPa(20 mmHg)以下，脑灌注压大于 9.3 kPa(70 mmHg)，应首先控制可加重脑水肿的因素，保持呼吸道通畅，适当给氧，维持有效脑灌注，限制液体和盐的入量等。应用皮质类固醇减轻脑出血后脑水肿和降低 ICP，其有效证据不充分；脱水药只有短暂作用，常用 20%甘露醇、利尿药如呋塞米等。

1.20%甘露醇

20%甘露醇为渗透性脱水药，可在短时间内使血浆渗透压明显升高，形成血与脑组织间渗透压差，使脑组织间液水分向血管内转移，经肾脏排出，每 8 g 甘露醇可由尿带出水分 100 mL，用药后 20～30 分钟开始起效，2～3 小时作用达峰。常用剂量 125～250 mL，1 次/6～8 小时，疗程为 7～10 天。如患者出现脑疝征象可快速加压经静脉或颈动脉推注，可暂时缓解症状，为术前准备赢得时间。冠心病、心肌梗死、心力衰竭和肾功能不全者慎用，注意用药不当可诱发肾衰竭和水及电解质失衡。因此，在应用甘露醇脱水时，一定要严密观察患者尿量、血钾和心肾功能，一旦出现尿少、血尿、无尿时应立即停用。

2.利尿剂

呋塞米注射液较常用，脱水作用不如甘露醇，但可抑制脑脊液产生，用于心肾功能不全不能用甘露醇的患者，常与甘露醇合用，减少甘露醇用量。每次20～40 mg，每天 2～4 次，静脉注射。

3.甘油果糖氯化钠注射液

该药为高渗制剂，通过高渗透性脱水，能使脑水分含量减少，降低颅内压。本品降低颅内压作用起效较缓，持续时间较长，可与甘露醇交替使用。推荐剂量为每次 250～500 mL，每天 1～2 次，静脉滴注，连用 7 天左右。

4.10%人血清蛋白

通过提高血浆胶体渗透压发挥对脑组织脱水降颅压作用，改善病灶局部脑组织水肿，作用持久。适用于低蛋白血症的脑水肿伴高颅压的患者。推荐剂量每次 10～20 g，每天 1～2 次，静脉滴注。该药可增加心脏负担，心功能不全者慎用。

5.地塞米松

地塞米松可防止脑组织内星形胶质细胞肿胀，降低毛细血管通透性，维持血-脑屏障功能。抗脑水肿作用起效慢，用药后 12～36 小时起效。剂量每天 10～20 mg，静脉滴注。由于易并发感染或使感染扩散，可促进或加重应激性上消化道出血，影响血压和血糖控制等，临床不主张常规使用，病情危重、不伴上消化道出血者可早期短时间应用。

若药物脱水、降颅压效果不明显，出现颅高压危象时可考虑转外科手术开颅减压。

（四）控制感染

发病早期或病情较轻时通常不需使用抗生素，老年患者合并意识障碍易并发肺部感染，合并吞咽困难易发生吸入性肺炎，尿潴留或导尿易合并尿路感染，可根据痰液或尿液培养、药物敏感试验等选用抗生素治疗。

（五）维持水、电解质平衡

患者液体的输入量最好根据其中心静脉压（CVP）和肺毛细血管楔压（PCWP）来调整，CVP 保持在0.7～1.2 kPa（5～12 mmHg）或者 PCWP 维持在1.3～1.9 kPa（10～14 mmHg）。无此条件时每天液体输入量可按前 1 天尿量＋500 mL 估算。每天补钠 50～70 mmol/L，补钾 40～50 mmol/L，糖类 13.5～18 g。使用液体种类应以 0.9％氯化钠注射液或复方氯化钠注射液（林格液）为主，避免用高渗糖水，若用糖时可按每 4 g 糖加 1 U 胰岛素后再使用。由于患者使用大量脱水药、进食少、合并感染等原因，极易出现电解质紊乱和酸碱失衡，应加强监护和及时纠正，意识障碍患者可通过鼻饲管补充足够热量的营养和液体。

（六）对症治疗

1.中枢性高热

宜先行物理降温，如头部、腋下及腹股沟区放置冰袋，戴冰帽或睡冰毯等。效果不佳者可用多巴胺受体激动剂如溴隐亭 3.75 mg/d，逐渐加量至 7.5～15.0 mg/d，分次服用。

2.痫性发作

可静脉缓慢推注（注意患者呼吸）地西泮 10～20 mg，控制发作后可予卡马西平片，每次100 mg，每天 2 次。

3.应激性溃疡

丘脑、脑干出血患者常合并应激性溃疡和引起消化道出血，机制不明，可能是出血影响边缘系统、丘脑、丘脑下部及下行自主神经纤维，使肾上腺皮质激素和胃酸分泌大量增加，黏液分泌减少及屏障功能削弱。常在病后第 2～14 天突然发生，可反复出现，表现呕血及黑便，出血量大时常见烦躁不安、口渴、皮肤苍白、湿冷、脉搏细速、血压下降、尿量减少等外周循环衰竭表现。可采取抑制胃酸分泌和加强胃黏膜保护治疗，用 H_2 受体阻滞剂如：①雷尼替丁，每次 150 mg，每天2 次，口服。②西咪替丁，0.4～0.8 g/d，加入0.9%氯化钠注射液，静脉滴注。③注射用奥美拉唑钠，每次 40 mg，每 12 小时静脉注射 1 次，连用 3 天。还可用硫糖铝，每次 1 g，每天 4 次，口服；或氢氧化铝凝胶，每次 40～60 mL，每天 4 次，口服。若发生上消化道出血可用去甲肾上腺素4～8 mg加冰盐水 80～100 mL，每天4～6 次，口服；云南白药，每次 0.5 g，每天 4 次，口服。保守治疗无效时可在胃镜下止血，须注意呕血引起窒息，并补液或输血维持血容量。

4.心律失常

心房颤动常见，多见于病后前 3 天。心电图复极改变常导致易损期延长，易损期出现的期前收缩可导致室性心动过速或心室颤动。这可能是脑出血患者易发生猝死的主要原因。心律失常影响心排血量，降低脑灌注压，可加重原发脑病变，影响预后。应注意改善冠心病患者的心肌供血，给予常规抗心律失常治疗，及时纠正电解质紊乱，可试用β受体阻滞剂和钙离子通道阻滞剂治疗，维护心脏功能。

5.大便秘结

脑出血患者，由于卧床等原因，常会出现便秘。用力排便时腹压增高，从而使颅内压升高，可加重脑出血症状。便秘时腹胀不适，使患者烦躁不安，血压升高，亦可使病情加重，故脑出血患者便秘的护理十分重要。便秘可用甘油灌肠剂（支），患者侧卧位插入肛门内 6～10 cm，将药液缓慢注入直肠内 60 mL，5～10 分钟即可排便；缓泻剂如酚酞 2 片，每晚口服，亦可用中药番泻叶3～9 g泡服。

6.稀释性低钠血症

稀释性低钠血症又称血管升压素分泌异常综合征，10%的脑出血患者可发生。因血管升压素分泌减少，尿排钠增多，血钠降低，可加重脑水肿，每天应限制水摄入量在 800～1 000 mL，补钠 9～12 g；宜缓慢纠正，以免导致脑桥中央髓鞘溶解症。另有脑耗盐综合征，是心钠素分泌过高导致低钠血症，应输液补钠治疗。

7.下肢深静脉血栓形成

急性脑卒中患者易并发下肢和瘫痪肢体深静脉血栓形成，患肢进行性水肿和发硬，肢体静脉血流图检查可确诊。勤翻身、被动活动或抬高瘫痪肢体可预防；治疗可用肝素 5 000 U，静脉滴注，每天 1 次；或低分子量肝素，每次 4 000 U，皮下注射，每天 2 次。

(七)外科治疗

外科治疗可挽救重症患者的生命及促进神经功能恢复,手术宜在发病后6～24 小时进行,预后直接与术前意识水平有关,昏迷患者通常手术效果不佳。

1.手术指征

(1)脑叶出血:患者清醒、无神经障碍和小血肿(＜20 mL)者,不必手术,可密切观察和随访。患者意识障碍、大血肿和在 CT 片上有占位征,应手术。

(2)基底节和丘脑出血:大血肿、神经障碍者应手术。

(3)脑桥出血:原则上内科治疗。但对非高血压性脑桥出血如海绵状血管瘤,可手术治疗。

(4)小脑出血:血肿直径≥2 cm 者应手术,特别是合并脑积水、意识障碍、神经功能缺失和占位征者。

2.手术禁忌证

(1)深昏迷患者(GCS 3～5 级)或去大脑强直。

(2)生命体征不稳定,如血压过高、高热、呼吸不规则,或有严重系统器质病变者。

(3)脑干出血。

(4)基底节或丘脑出血影响到脑干。

(5)病情发展急骤,发病数小时即深昏迷者。

3.常用手术方法

(1)小脑减压术:是高血压性小脑出血最重要的外科治疗,可挽救生命和逆转神经功能缺损,病程早期患者处于清醒状态时手术效果好。

(2)开颅血肿清除术:占位效应引起中线结构移位和初期脑疝时外科治疗可能有效。

(3)钻孔扩大骨窗血肿清除术。

(4)钻孔微创颅内血肿清除术。

(5)脑室出血脑室引流术。

(八)早期康复治疗

原则上应尽早开始。在神经系统症状不再进展,没有严重精神、行为异常,生命体征稳定,没有严重的并发症、合并症时即可开始康复治疗的介入,但需注意康复方法的选择。早期康复治疗对恢复患者的神经功能,提高生活质量是十分有利的。早期对瘫痪肢体进行按摩及被动运动,开始有主动运动时即应根据康复要求按阶段进行训练，以促进神经功能恢复，避免出现关节挛缩、肌肉萎缩和骨质疏松；对失语患者需加强言语康复训练。

(九)加强护理，防治并发症

常见的并发症有肺部感染、上消化道出血、吞咽困难和水电解质紊乱、下肢静脉血栓形成、肺栓塞、肺水肿、冠状动脉性疾病和心肌梗死、心脏损伤、痫性发作等。脑出血预后与急性期护理有直接关系，合理的护理措施十分重要。

1.体位

头部抬高15°～30°角，既能保持脑血流量，又能保持呼吸道通畅。切忌无枕仰卧。凡意识障碍患者宜采用侧卧位，头稍前屈，以利口腔分泌物流出。

2.饮食与营养

营养不良是脑出血患者常见的易被忽视的并发症，应充分重视。重症意识障碍患者急性期应禁食1～2天，静脉补给足够能量与维生素，发病48小时后若无活动性消化道出血，可鼻饲流质饮食，应考虑营养合理搭配与平衡。患者意识转清、咳嗽反射良好、能吞咽时可停止鼻饲，应注意喂食时宜取45°角半卧位，食物宜做成糊状，流质饮料均应选用茶匙喂食，喂食出现呛咳可拍背。

3.呼吸道护理

脑出血患者应保持呼吸道通畅和足够通气量，意识障碍或脑干功能障碍患者应行气管插管，指征是PaO_2＜8.0 kPa(60 mmHg)、$PaCO_2$＞6.7 kPa(50 mmHg)或有误吸危险者。鼓励勤翻身、拍背，鼓励患者尽量咳嗽，咳嗽无力痰多时可超声雾化治疗，呼吸困难、呼吸道痰液多、经鼻抽吸困难者可考虑气管切开。

4.压疮防治与护理

昏迷或完全性瘫痪患者易发生压疮，预防措施包括定时翻身，保持皮肤干燥清洁，在骶部、足跟及骨隆起处加垫气圈，经常按摩皮肤及活动瘫痪肢体促进血液循环，皮肤发红可用70％乙醇溶液或温水轻柔，涂以3.5％安息香酊。

七、预后与预防

(一)预后

脑出血的预后与出血量、部位、病因及全身状况等有关。脑干、丘脑及大量脑室出血预后差。脑水肿、颅内压增高及脑疝、并发症及脑-内脏(脑-心、脑-肺、脑-肾、脑-胃肠)综合征是致死的主要原因。早期多死于脑疝，晚期多死于中枢性衰竭、肺炎和再出血等继发性并发症。影响本病的预后因素有：①年龄较大；②昏迷时间长和程度深；③颅内压高和脑水肿重；④反复多次出血和出血量大；

⑤小脑、脑干出血;⑥神经体征严重;⑦出血灶多和生命体征不稳定;⑧伴癫痫发作、去大脑皮质强直或去大脑强直;⑨伴有脑-内脏联合损害;⑩合并代谢性酸中毒、代谢障碍或电解质紊乱者,预后差。及时给予正确的中西医结合治疗和内外科治疗,可大大改善预后,减少病死率和致残率。

(二)预防

总的原则是定期体检,早发现、早预防、早治疗。脑出血是多种危险因素所致的疾病。研究证明,高血压是最重要的独立危险因素,心脏病、糖尿病是肯定的危险因素。多种危险因素之间存在错综复杂的相关性,它们互相渗透、互相作用、互为因果,从而增加了脑出血的危险性,也给预防和治疗带来困难。目前,我国仍存在对高血压知晓率低、用药治疗率低和控制率低等"三低"现象,恰与我国脑卒中患病率高、致残率高和病死率高等"三高"现象形成鲜明对比。因此,加强高血压的防治宣传教育是非常必要的。在高血压治疗中,轻型高血压可选用尼群地平和吲达帕胺,对其他类型的高血压则应根据病情选用钙离子通道阻滞剂、β受体阻滞剂、血管紧张素转化酶抑制剂(ACEI)、利尿剂等联合治疗。

有些危险因素是先天决定的,而且是难以改变甚至不能改变的(如年龄、性别);有些危险因素是环境造成的,很容易预防(如感染);有些是人们生活行为的方式,是完全可以控制的(如抽烟、酗酒);还有些疾病常常是可治疗的(如高血压)。虽然大部分高血压患者都接受过降压治疗,但规范性、持续性差,这样非但没有起到降低血压、预防脑出血的作用,反而使血压忽高忽低,易于引发脑出血。所以控制血压除进一步普及治疗外,重点应放在正确的治疗方法上。预防工作不可简单、单一化,要采取突出重点、顾及全面的综合性预防措施,才能有效地降低脑出血的发病率、病死率和复发率。

除针对危险因素进行预防外,日常生活中须注意经常锻炼、戒烟酒,合理饮食,调理情绪。饮食上提倡"五高三低",即高蛋白质、高钾、高钙、高纤维素、高维生素及低盐、低糖、低脂。锻炼要因人而异,方法灵活多样,强度不宜过大,避免激烈运动。

第三节　蛛网膜下腔出血

蛛网膜下腔出血(subarachnoid hemorrhage,SAH)是指脑表面或脑底部的血管自发破裂，血液流入蛛网膜下腔，伴或不伴颅内其他部位出血的一种急性脑血管疾病。本病可分为原发性、继发性和外伤性。原发性蛛网膜下腔出血是指脑表面或脑底部的血管破裂出血，血液直接或基本直接流入蛛网膜下腔所致，称特发性蛛网膜下腔出血或自发性蛛网膜下腔出血（idiopathic subarachnoid hemorrhage，ISAH），占急性脑血管疾病的15%左右，是神经科常见急症之一；继发性蛛网膜下腔出血则为脑实质内、脑室、硬脑膜外或硬脑膜下的血管破裂出血，血液穿破脑组织进入脑室或蛛网膜下腔者；外伤引起的概称外伤性蛛网膜下腔出血，常伴发于脑挫裂伤。蛛网膜下腔出血临床表现为急骤起病的剧烈头痛、呕吐、精神或意识障碍、脑膜刺激征和血性脑脊液。蛛网膜下腔出血的年发病率世界各国各不相同，中国约为5/10万，美国为（6～16）/10万，德国约为10/10万，芬兰约为25/10万，日本约为25/10万。

一、病因与发病机制

（一）病因

蛛网膜下腔出血的病因很多，以动脉瘤为最常见，包括先天性动脉瘤、高血压动脉硬化性动脉瘤、夹层动脉瘤和感染性动脉瘤等，其他如脑血管畸形、脑底异常血管网、结缔组织病、脑血管炎等。75%～85%的非外伤性蛛网膜下腔出血患者为颅内动脉瘤破裂出血，其中，先天性动脉瘤发病多见于中青年；高血压动脉硬化性动脉瘤为梭形动脉瘤，约占13%，多见于老年人。脑血管畸形占第2位，以动静脉畸形最常见，约占15%，常见于青壮年。其他如烟雾病、感染性动脉瘤、颅内肿瘤、结缔组织病、垂体卒中、脑血管炎、血液病及凝血障碍性疾病、妊娠并发症等均可引起蛛网膜下腔出血。近年发现约15%的I蛛网膜下腔出血患者病因不清，即使DSA检查也未能发现蛛网膜下腔出血的病因。

1.动脉瘤

近年来，对先天性动脉瘤与分子遗传学的多个研究支持Ⅰ型胶原蛋白α_2链基因和弹力蛋白基因是先天性动脉瘤最大的候补基因。颅内动脉瘤好发于Willis环及其主要分支的血管分叉处，其中位于前循环颈内动脉系统者约占85%，位于后循环基底动脉系统者约占15%。对此类动脉瘤的研究证实，血管壁的最大压力来自沿血流方向上的血管分叉处的尖部。随着年龄增长，在血压增高、动脉瘤增大，更由于血流涡流冲击和各种危险因素的综合因素作用下，出血的可能性也随之增大。颅内动脉瘤体积的大小与有无蛛网膜下腔出血相关，直径＜3 mm的动脉瘤，蛛网膜下腔出血的风险小；直径＞7 mm的动脉瘤，蛛网膜下腔出血的风险高。对于未破裂的动脉瘤，每年发生动脉瘤破裂出血的危险性介于1%～2%。曾经破裂过的动脉瘤有更高的再出血率。

2.脑血管畸形

脑血管畸形以动静脉畸形最常见，且90%以上位于小脑幕上。脑血管畸形是胚胎发育异常形成的畸形血管团，血管壁薄，在有危险因素的条件下易诱发出血。

3.高血压动脉硬化性动脉瘤

长期高血压动脉粥样硬化导致脑血管弯曲多，侧支循环多，管径粗细不均，且脑内动脉缺乏外弹力层，在血压增高、血流涡流冲击等因素影响下，管壁薄弱的部分逐渐向外膨胀形成囊状动脉瘤，极易破裂出血。

4.其他病因

动脉炎或颅内炎症可引起血管破裂出血，肿瘤可直接侵袭血管导致出血。脑底异常血管网形成后可并发动脉瘤，一旦破裂出血可导致反复发生的脑实质内出血或蛛网膜下腔出血。

（二）发病机制

蛛网膜下腔出血后，血液流入蛛网膜下腔淤积在血管破裂相应的脑沟和脑池中，并可下流至脊髓蛛网膜下腔，甚至逆流至第四脑室和侧脑室，引起以下一系列变化。

1.颅内容积增加

血液流入蛛网膜下腔使颅内容积增加，引起颅内压增高，血液流入量大者可诱发脑疝。

2.化学性脑膜炎

血液流入蛛网膜下腔后直接刺激血管，使白细胞崩解释放各种炎症介质。

3.血管活性物质释放

血液流入蛛网膜下腔后，血细胞破坏产生各种血管活性物质（氧合血红蛋白、5-羟色胺、血栓烷A_2、肾上腺素、去甲肾上腺素）刺激血管和脑膜，使脑血管发生痉挛和蛛网膜颗粒粘连。

4.脑积水

血液流入蛛网膜下腔在颅底或逆流入脑室发生凝固，造成脑脊液回流受阻引起急性阻塞性脑积水和颅内压增高；部分红细胞随脑脊液流入蛛网膜颗粒并溶解，使其阻塞，引起脑脊液吸收减慢，最后产生交通性脑积水。

5.下丘脑功能紊乱

血液及其代谢产物直接刺激下丘脑引起神经内分泌紊乱，引起发热、血糖含量增高、应激性溃疡、肺水肿等。

6.脑-心综合征

急性高颅压或血液直接刺激下丘脑、脑干，导致自主神经功能亢进，引起急性心肌缺血、心律失常等。

二、病理

肉眼可见脑表面呈紫红色，覆盖有薄层血凝块；脑底部的脑池、脑桥小脑三角及小脑延髓池等处可见更明显的血块沉积，甚至可将颅底的血管、神经埋没。血液可穿破脑底面进入第三脑室和侧脑室。脑底大量积血或脑室内积血可影响脑脊液循环出现脑积水，约5%的患者，由于部分红细胞随脑脊液流入蛛网膜颗粒并使其堵塞，引起脑脊液吸收减慢而产生交通性脑积水。蛛网膜及软膜增厚、色素沉着，脑与神经、血管间发生粘连。脑脊液呈血性。血液在蛛网膜下腔的分布，以出血量和范围分为弥散型和局限型。前者出血量较多，穹隆面与基底面蛛网膜下腔均有血液沉积；后者血液则仅存于脑底池。40%～60%的脑标本并发脑内出血。出血的次数越多，并发脑内出血的比例越大。并发脑内出血的发生率第1次约39.6%，第2次约55%，第3次达100%。出血部位随动脉瘤的部位而定。动脉瘤好发于Willis环的血管上，尤其是动脉分叉处，可单发或多发。

三、临床表现

蛛网膜下腔出血发生于任何年龄，发病高峰多在30～60岁；50岁后，蛛网膜下腔出血的危险性有随年龄的增加而升高的趋势。男女在不同的年龄段发病不同，10岁前男性的发病率较高，男女比为4∶1；40～50岁时，男女发病相等；70～80岁时，男女发病率之比高达1∶10。临床主要表现为剧烈头痛、脑膜刺激征阳性、血性脑脊液。在严重病例中，患者可出现意识障碍，从嗜睡至昏迷不等。

(一)症状与体征

1.先兆及诱因

先兆通常是不典型头痛或颈部僵硬，部分患者有病侧眼眶痛、轻微头痛、动眼神经麻痹等表现，主要由少量出血造成；70%的患者存在上述症状数天或数周后出现严重出血，但绝大部分患者起病急骤，无明显先兆。常见诱因有过量饮酒、情绪激动、精神紧张、剧烈活动、用力状态等，这些诱因均能增加ISAH的风险性。

2.一般表现

出血量大者，当天体温即可升高，可能与下丘脑受影响有关；多数患者于2～3天后体温升高，多属于吸收热；蛛网膜下腔出血后患者血压增高，1～2周病情趋于稳定后逐渐恢复病前血压。

3.神经系统表现

绝大部分患者有突发持续性剧烈头痛。头痛位于前额、枕部或全头，可扩散至颈部、腰背部；常伴有恶心、呕吐。呕吐可反复出现，是由颅内压急骤升高和血液直接刺激呕吐中枢所致。如呕吐物为咖啡色样胃内容物则提示上消化道出血，预后不良。头痛部位各异，轻重不等，部分患者类似眼肌麻痹型偏头痛。有48%～81%的患者可出现不同程度的意识障碍，轻者嗜睡，重者昏迷，多逐渐加深。意识障碍的程度、持续时间及意识恢复的可能性均与出血量、出血部位及有无再出血有关。

部分患者以精神症状为首发或主要的临床症状，常表现为兴奋、躁动不安、定向障碍，甚至谵妄和错乱；少数可出现迟钝、淡漠、抗拒等。精神症状可由大脑前动脉或前交通动脉附近的动脉瘤破裂引起，大多在病后1～5天出现，但多数在数周内自行恢复。癫痫发作较少见，多发生在出血时或出血后的急性期，国外发生率为6%～26.1%，国内资料为10%～18.3%。在一项蛛网膜下腔出血的大宗病例报道中，大约有15%的动脉瘤性蛛网膜下腔出血表现为癫痫。癫痫可为局限性抽搐或全身强直-阵挛性发作，多见于脑血管畸形引起者，出血部位多在天幕上，多由于血液刺激大脑皮质所致，患者有反复发作倾向。部分患者由于血液流入脊髓蛛网膜下腔可出现神经根刺激症状，如腰背痛。

4.神经系统体征

(1)脑膜刺激征：为蛛网膜下腔出血的特征性体征，包括头痛、颈强直、Kernig征和布鲁津斯基征(Brudzinski征)阳性。常于起病后数小时至6天内出现，持续3～4周。颈强直发生率最高(6%～100%)。另外，应当注意临床上有少数患者可无脑膜刺激征，如老年患者，可能因蛛网膜下腔扩大等老年性改变和痛觉不敏感等因素，往往使脑膜刺激征不明显，但意识障碍仍可较明显，老年人的意识障碍可达90%。

(2)脑神经损害：以第Ⅱ、Ⅲ对脑神经最常见，其次为第Ⅴ、Ⅵ、Ⅶ、Ⅷ对脑神经，主要由于未破裂的动脉瘤压迫或破裂后的渗血、颅内压增高等直接或间接损害引起。少数患者有一过性肢体单瘫、偏瘫、失语，早期出现者多因出血破入脑实质和脑水肿所致；晚期多由于迟发性脑血管痉挛引起。

(3)眼症状:蛛网膜下腔出血的患者中,17%有玻璃体膜下出血,7%～35%有视盘水肿。视网膜下出血及玻璃体下出血是诊断蛛网膜下腔出血有特征性的体征。

(4)局灶性神经功能缺失:如有局灶性神经功能缺失有助于判断病变部位,如突发头痛伴眼睑下垂者,应考虑载瘤动脉可能是后交通动脉或小脑上动脉。

(二)蛛网膜下腔出血并发症

1.再出血

在脑血管疾病中,最易发生再出血的疾病是蛛网膜下腔出血,国内文献报道再出血率为24%左右。再出血临床表现严重,病死率远远高于第1次出血,一般发生在第1次出血后10～14天,2周内再发生率占再发病例的54%～80%。近期再出血病死率为41%～46%,甚至更高。再发出血多因动脉瘤破裂所致,通常在病情稳定的情况下,突然头痛加剧、呕吐、癫痫发作,并迅速陷入深昏迷,瞳孔散大,对光反射消失,呼吸困难甚至停止。神经定位体征加重或脑膜刺激征明显加重。

2.脑血管痉挛

脑血管痉挛(CVS)是蛛网膜下腔出血发生后出现的迟发性大、小动脉的痉挛狭窄,以后者更多见。典型的血管痉挛发生在出血后3～5天,于5～10天达高峰,2～3周逐渐缓解。在大多数研究中,血管痉挛发生率在25%～30%。早期可逆性CVS多在蛛网膜下腔出血后30分钟内发生,表现为短暂的意识障碍和神经功能缺失。70%的CVS在蛛网膜下腔出血后1～2周发生,尽管及时干预治疗,但仍有约50%有症状的CVS患者将会进一步发展为脑梗死。因此,CVS的治疗关键在预防。血管痉挛发作的临床表现通常是头痛加重或意识状态下降,除发热和脑膜刺激征外,也可表现局灶性的神经功能损害体征,但不常见。尽管导致血管痉挛的许多潜在危险因素已经确定,但CT扫描所见的蛛网膜下腔出血的数量和部位是最主要的危险因素。基底池内有厚层血块的患者比仅有少量出血的患者更容易发展为血管痉挛。虽然国内外均有大量的临床观察和实验数据,但是CVS的机制仍不确定。蛛网膜下腔出血本身或其降解产物中的一种或多种成分可能是导致CVS的原因。

CVS的检查常选择TCD和DSA检查。TCD有助于血管痉挛的诊断。TCD血液流速峰值＞200 cm/s和/或平均流速＞120 cm/s时能很好地与血管造影显示的严重血管痉挛相符。值得提出的是,TCD只能测定颅内血管系统中特定深度的血管段。测得数值的准确性在一定程度上依赖于超声检查者的经验。动脉插管血管造影诊断CVS较TCD更为敏感。CVS患者行血管造影的价值不仅用于诊断,更重要的目的是血管内治疗。动脉插管血管造影为有创检查,价格较昂贵。

3.脑积水

大约25%的动脉瘤性蛛网膜下腔出血患者由于出血量大、速度快,血液大量涌入第三脑室、第四脑室并凝固,使第四脑室的外侧孔和正中孔受阻,可引起急性梗阻性脑积水,导致颅内压急剧升高,甚至出现脑疝而死亡。急性脑积水常发生于起病数小时至2周内,多数患者在1~2天内意识障碍呈进行性加重,神经症状迅速恶化,生命体征不稳定,瞳孔散大。颅脑CT检查可发现阻塞上方的脑室明显扩大等脑室系统有梗阻表现,此类患者应迅速进行脑室引流术。慢性脑积水是SAH后3周至1年内发生的脑积水,原因可能为蛛网膜下腔出血刺激脑膜,引起无菌性炎症反应形成粘连,阻塞蛛网膜下腔及蛛网膜绒毛而影响脑脊液的吸收与回流,以脑脊液吸收障碍为主,病理切片可见蛛网膜增厚纤维变性,室管膜破坏及脑室周围脱髓鞘改变。Johnston认为脑脊液的吸收与蛛网膜下腔和上矢状窦的压力差以及蛛网膜绒毛颗粒的阻力有关。当脑外伤后颅内压增高时,上矢状窦的压力随之升高,使蛛网膜下腔和上矢状窦的压力差变小,从而使蛛网膜绒毛微小管系统受压甚至关闭,直接影响脑脊液的吸收。由于脑脊液的积蓄造成脑室内静水压升高,致使脑室进行性扩大。因此,慢性脑积水的初期,患者的颅内压是高于正常的,及至脑室扩大到一定程度之后,由于加大了吸收面,才渐使颅内压下降至正常范围,故临床上称之为正常颅压脑积水。但由于脑脊液的静水压已超过脑室壁所能承受的压力,使脑室不断继续扩大、脑萎缩加重而致进行性痴呆。

4.自主神经及内脏功能障碍

自主神经及内脏功能障碍常因下丘脑受出血、脑血管痉挛和颅内压增高的损伤所致,临床可并发心肌缺血或心肌梗死、急性肺水肿、应激性溃疡。这些并发症被认为是由于交感神经过度活跃或迷走神经张力过高所致。

5.低钠血症

尤其是重症蛛网膜下腔出血常影响下丘脑功能,而导致有关水盐代谢激素的分泌异常。目前,关于低钠血症发生的病因有两种机制,即血管升压素分泌异常综合征(syndrome of inappropriate antidiuretic hormone,SIADH)和脑性耗盐综合征(cerebral salt-wasting syndrome,CSWS)。

SIADH理论是1957年由Bartter等提出的,该理论认为,低钠血症产生的原因是由于各种创伤性刺激作用于下丘脑，引起血管升压素（ADH）分泌过多，或血管升压素渗透性调节异常，丧失了低渗对 ADH 分泌的抑制作用，而出现持续性 ADH 分泌。肾脏远曲小管和集合管重吸收水分的作用增强，引起水潴留、血钠被稀释及细胞外液增加等一系列病理生理变化。同时，促肾上腺皮质激素（ACTH）相对分泌不足，血浆 ACTH 降低，醛固酮分泌减少，肾小管排钾保钠功能下降，尿钠排出增多。细胞外液增加和尿、钠丢失的后果是血浆渗透压下降和稀释性低血钠，尿渗透压高于血渗透压，低钠而无脱水，中心静脉压增高的一种综合征。若进一步发展，将导致水分从细胞外向细胞内转移、细胞水肿及代谢功能异常。当血钠＜120 mmol/L时，可出现恶心、呕吐、头痛；当血钠＜110 mmol/L时可发生嗜睡、躁动、谵语、肌张力低下、腱反射减弱或消失甚至昏迷。

但 20 世纪 70 年代末以来，越来越多的学者发现，发生低钠血症时，患者多伴有尿量增多和尿钠排泄量增多，而血中 ADH 并无明显增加。这使得脑性耗盐综合征的概念逐渐被接受。蛛网膜下腔出血时，CSWS 的发生可能与脑钠肽（BNP）的作用有关。下丘脑受损时可释放出 BNP，脑血管痉挛也可使 BNP 升高。BNP 的生物效应类似心房钠尿肽，有较强的利钠和利尿反应。CSWS 时可出现厌食、恶心、呕吐、无力、直立性低血压、皮肤无弹性、眼球内陷、心率增快等表现。诊断依据：细胞外液减少，负钠平衡，水摄入与排出率＜1，肺动脉楔压＜1.1 kPa（8 mmHg），中央静脉压＜0.8 kPa（6 mmHg），体重减轻。Ogawasara 提出每天对 CSWS 患者定时测体重和中央静脉压是诊断 CSWS 和鉴别 SIADH 最简单和实用的方法。

四、辅助检查

（一）脑脊液检查

目前，脑脊液（CSF）检查尚不能被 CT 检查所完全取代。由于腰椎穿刺（LP）有诱发再出血和脑疝的风险，在无条件行 CT 检查和病情允许的情况下，或颅脑 CT 所见可疑时才可考虑谨慎施行 LP 检查。均匀一致的血性脑脊液是诊断蛛网膜下腔出血的金标准，脑脊液压力增高，蛋白含量增高，糖和氯化物水平正常。起初脑脊液中红、白细胞比例与外周血基本一致（700∶1），12 小时后脑脊液开始变黄，2 天后因出现无菌性炎症反应，白细胞计数可增加，初为中性粒细胞，后为单核细胞和淋巴细胞。LP 阳性结果与穿刺损伤出血的鉴别很重要。通常是通过连续观察试管内红细胞计数逐渐减少的三管试验来证实，但采用脑脊液离心检查上清液黄变及匿血反应是更灵敏的诊断方法。脑脊液细胞学检查可见巨噬细胞内吞噬红细胞及碎片，有助于鉴别。

(二)颅脑CT检查

CT检查是诊断蛛网膜下腔出血的首选常规检查方法。急性期颅脑CT检查快速、敏感,不但可早期确诊,还可判定出血部位、出血量、血液分布范围及动态观察病情进展和有无再出血迹象。急性期CT表现为脑池、脑沟及蛛网膜下腔呈高密度改变,尤以脑池局部积血有定位价值,但确定出血动脉及病变性质仍需借助于DSA检查。发病距CT检查的时间越短,显示蛛网膜下腔出血病灶部位的积血越清楚。Adams观察发病当日CT检查显示阳性率为95%,1天后降至90%,5天后降至80%,7天后降至50%。CT显示蛛网膜下腔高密度出血征象,多见于大脑外侧裂池、前纵裂池、后纵裂池、鞍上池、和环池等。CT增强扫描可能显示大的动脉瘤和血管畸形。须注意CT阴性并不能绝对排除蛛网膜下腔出血。

部分学者依据CT扫描并结合动脉瘤好发部位推测动脉瘤的发生部位,如蛛网膜下腔出血以鞍上池为中心呈不对称向外扩展,提示颈内动脉瘤;外侧裂池基底部积血提示大脑中动脉瘤;前纵裂池基底部积血提示前交通动脉瘤;出血以脚间池为中心向前纵裂池和后纵裂池基底部扩散,提示基底动脉瘤。CT显示弥漫性出血或局限于前部的出血发生再出血的风险较大,应尽早行DSA检查确定动脉瘤部位并早期手术。MRA作为初筛工具具有无创、无风险的特点,但敏感性不如DSA检查高。

(三)数字减影血管造影

确诊蛛网膜下腔出血后应尽早行DSA检查,以确定动脉瘤的部位、大小、形状、数量、侧支循环和脑血管痉挛等情况,并可协助除外其他病因如动静脉畸形、烟雾病和炎性血管瘤等。大且不规则、分成小腔(为责任动脉瘤典型的特点)的动脉瘤可能是出血的动脉瘤。如发病之初脑血管造影未发现病灶,应在发病1个月后复查脑血管造影,可能会有新发现。DSA可显示80%的动脉瘤及几乎100%的血管畸形,而且对发现继发性脑血管痉挛有帮助。脑动脉瘤大多数在2～3周再次破裂出血,尤以病后6～8天为高峰,因此对动脉瘤应早检查、早期手术治疗,如在发病后2～3天,脑水肿尚未达到高峰时进行手术则手术并发症少。

(四)MRI检查

MRI对蛛网膜下腔出血的敏感性不及CT。急性期MRI检查还可能诱发再出血。但MRI可检出脑干隐匿性血管畸形;对直径3～5 mm的动脉瘤检出率可达84%～100%，而由于空间分辨率较差，不能清晰显示动脉瘤颈和载瘤动脉，仍需行DSA检查。

（五）其他检查

心电图可显示T波倒置、Q-T间期延长、出现高大U波等异常；血常规、凝血功能和肝功能检查可排除凝血功能异常方面的出血原因。

五、诊断与鉴别诊断

（一）诊断

根据以下临床特点，诊断蛛网膜下腔出血一般并不困难，如突然起病，主要症状为剧烈头痛，伴呕吐；可有不同程度的意识障碍和精神症状，脑膜刺激征明显，少数伴有脑神经及轻偏瘫等局灶症状；辅助检查LP为血性脑脊液，脑CT所显示的出血部位有助于判断动脉瘤。

临床分级：一般采用Hunt-Hess分级法（表5-2）或世界神经外科联盟（WFNS）分级。前者主要用于动脉瘤引起蛛网膜下腔出血的手术适应证及预后判断的参考，Ⅰ～Ⅲ级应尽早行DSA，积极术前准备，争取尽早手术；对Ⅳ～Ⅴ级先行血块清除术，待症状改善后再行动脉瘤手术。后者根据GCS评分和有无运动障碍进行分级（表5-3），即Ⅰ级的蛛网膜下腔出血患者很少发生局灶性神经功能缺损；GCS≤12分（Ⅳ～Ⅴ级）的患者，不论是否存在局灶神经功能缺损，并不影响其预后判断；对于GCS 13～14分（Ⅱ～Ⅲ级）的患者，局灶神经功能缺损是判断预后的补充条件。

表5-2　Hunt-Hess分级法（1968年）

分级	标准
0	未破裂动脉瘤
Ⅰ	无症状或轻微头痛
Ⅱ	中-重度头痛、脑膜刺激征、脑神经麻痹
Ⅲ	嗜睡、意识混浊、轻度局灶性神经体征
Ⅳ	昏迷、中或重度偏瘫，有早期去大脑强直或自主神经功能紊乱
Ⅴ	深昏迷、去大脑强直，濒死状态

注：凡有高血压、糖尿病、高度动脉粥样硬化、慢性肺部疾病等全身性疾病，或DSA呈现高度脑血管痉挛的病例，则向恶化阶段提高1级。

表 5-3 WFNS 的 SAH 分级(1988 年)

分级	GCS	运动障碍
Ⅰ	15	无
Ⅱ	14～13	无
Ⅲ	14～13	有局灶性体征
Ⅳ	12～7	有或无
Ⅴ	6～3	有或无

注:GCS 评分。

(二)鉴别诊断

1.脑出血

脑出血深昏迷时与蛛网膜下腔出血不易鉴别,但脑出血多有局灶性神经功能缺失体征,如偏瘫、失语等,患者多有高血压病史。仔细的神经系统检查及脑 CT 检查有助于鉴别诊断。

2.颅内感染

颅内感染发病较蛛网膜下腔出血缓慢。各类脑膜炎起病初均先有高热,脑脊液呈炎性改变而有别于蛛网膜下腔出血。进一步脑影像学检查,脑沟、脑池无高密度增高影改变。脑炎临床表现为发热、精神症状、抽搐和意识障碍,且脑脊液多正常或只有轻度白细胞数增高,只有脑膜出血时才表现为血性脑脊液;脑 CT 检查有助于鉴别诊断。

3.瘤卒中

依靠详细病史(如有慢性头痛、恶心、呕吐等)、体征和脑 CT 检查可以鉴别。

六、治疗

主要治疗原则:①控制继续出血,预防及解除血管痉挛,去除病因,防治再出血,尽早采取措施预防、控制各种并发症。②掌握时机尽早行 DSA 检查,如发现动脉瘤及动静脉畸形,应尽早行血管介入、手术治疗。

(一)一般处理

绝对卧床护理 4～6 周,避免情绪激动和用力排便,防治剧烈咳嗽,烦躁不安时适当应用止咳剂、镇静剂;稳定血压,控制癫痫发作。对于血性脑脊液伴脑室扩大者,必要时可行脑室穿刺和体外引流,但应掌握引流速度要缓慢。发病后应密切观察 GCS 评分,注意心电图变化,动态观察局灶性神经体征变化和进行脑功能监测。

(二)防止再出血

二次出血是本病的常见现象,故积极进行药物干预对防治再出血十分必要。蛛网膜下腔出血急性期脑脊液纤维素溶解系统活性增高,第 2 周开始下降,第 3 周后恢复正常。因此,选用抗纤维蛋白溶解药物抑制纤溶酶原的形成,具有防治再出血的作用。

1.6-氨基己酸

6-氨基己酸为纤维蛋白溶解抑制剂,可阻止动脉瘤破裂处凝血块的溶解,又可预防再破裂和缓解脑血管痉挛。每次 8～12 g 加入 10%葡萄糖盐水 500 mL 中静脉滴注,每天 2 次。

2.氨甲苯酸

氨甲苯酸又称抗血纤溶芳酸,能抑制纤溶酶原的激活因子,每次 200～400 mg,溶于葡萄糖注射液或 0.9%氯化钠注射液 20 mL 中缓慢静脉注射,每天 2 次。

3.氨甲环酸

氨甲环酸为氨甲苯酸的衍化物,抗血纤维蛋白溶酶的效价强于前两种药物,每次 250～500 mg加入 5%葡萄糖注射液 250～500 mL 中静脉滴注,每天 1～2 次。

但近年的一些研究显示抗纤溶药虽有一定的防止再出血作用,但同时增加了缺血事件的发生,因此不推荐常规使用此类药物,除非凝血障碍所致出血时可考虑应用。

(三)降颅压治疗

蛛网膜下腔出血可引起颅内压升高、脑水肿,严重者可出现脑疝,应积极进行脱水降颅压治疗,主要选用 20%甘露醇静脉滴注,每次 125～250 mL,2～4 次/天;呋塞米入小壶,每次 20～80 mg,2～4 次/天;清蛋白 10～20 g/d,静脉滴注。药物治疗效果不佳或疑有早期脑疝时,可考虑脑室引流或颞肌下减压术。

(四)防治脑血管痉挛及迟发性缺血性神经功能缺损

目前认为脑血管痉挛引起迟发性缺血性神经功能缺损(delayed ischemic neurologic deficit,DIND)是动脉瘤性蛛网膜下腔出血最常见的死亡和致残原因。钙通道阻滞剂可选择性作用于脑血管平滑肌,减轻脑血管痉挛和 DIND。常用尼莫地平,每天 10 mg(50 mL),以每小时2.5～5.0 mL速度泵入或缓慢静脉滴注,5～14 天为 1 个疗程;也可选择尼莫地平,每次 40 mg,每天 3 次,口服。国外报道高血压-高血容量-血液稀释(hypertension-hypervolemia-hemodilution,3H)疗法可使大约70%的患者临床症状得到改善。有数个报道认为与以往相比,3H疗法能够明显改善患者预后。增加循环血容量,提高平均动脉压,降低血细胞比容至30%~50%,被认为能够使脑灌注达到最优化。3H疗法必须排除已存在脑梗死、高颅压,并已夹闭动脉瘤后才能应用。

(五)防治急性脑积水

急性脑积水常发生于病后1周内,发生率为9%~27%。急性阻塞性脑积水患者脑CT显示脑室急速进行性扩大,意识障碍加重,有效的疗法是行脑室穿刺引流和冲洗。但应注意防止脑脊液引流过度,维持颅内压在2.0~4.0 kPa(15~30 mmHg),因过度引流会突然发生再出血。长期脑室引流要注意继发感染(脑炎、脑膜炎),感染率为5%~10%。同时常规应用抗生素防治感染。

(六)低钠血症的治疗

SIADH的治疗原则主要是纠正低血钠和防止体液容量过多。可限制液体摄入量,1天<500 mL,使体内水分处于负平衡以减少体液过多与尿钠丢失。注意应用利尿剂和高渗盐水,纠正低血钠与低渗血症。当血浆渗透压恢复,可给予5%葡萄糖注射液维持,也可用抑制ADH药物,地美环素1~2 g/d,口服。

CSWS的治疗主要是维持正常水盐平衡,给予补液治疗。可静脉或口服等渗或高渗盐液,根据低钠血症的严重程度和患者耐受程度单独或联合应用。高渗盐液补液速度以每小时0.7 mmol/L,24小时<20 mmol/L为宜。如果纠正低钠血症速度过快可导致脑桥脱髓鞘病,应予特别注意。

(七)外科治疗

经造影证实有动脉瘤或动静脉畸形者,应争取手术或介入治疗,根除病因防止再出血。

1.显微外科

夹闭颅内破裂的动脉瘤是消除病变并防止再出血的最好方法,而且动脉瘤被夹闭,继发性血管痉挛就能得到积极有效的治疗。一般认为Hunt-Hess分级Ⅰ~Ⅱ级的患者应在发病后48~72小时早期手术。应用现代技术,早期手术已经不再难以克服。一些神经血管中心富有经验的医师已经建议给低评分的患者早期手术,只要患者的血流动力学稳定,颅内压得以控制即可。对于神经状况分级很差和/或伴有其他内科情况,手术应该延期。对于病情不太稳定、不能承受早期手术的患者,可选择血管内治疗。

2.血管内治疗

选择适合的患者行血管内放置 Guglielmi 可脱式弹簧圈(Guglielmi detachable coils,GDCs),已经被证实是一种安全的治疗手段。近年来,一般认为治疗指征为手术风险大或手术治疗困难的动脉瘤。

七、预后与预防

(一)预后

临床常采用 Hunt 和 Kosnik(1974)修改的 Botterell 的分级方案,对预后判断有帮助。Ⅰ～Ⅱ级患者预后佳,Ⅳ～Ⅴ级患者预后差,Ⅲ级患者介于两者之间。

首次蛛网膜下腔出血的病死率为 10%～25%。病死率随着再出血递增。再出血和脑血管痉挛是导致死亡和致残的主要原因。蛛网膜下腔出血的预后与病因、年龄、动脉瘤的部位、瘤体大小、出血量、有无并发症、手术时机选择及处置是否及时、得当有关。

(二)预防

蛛网膜下腔出血病情常较危重,病死率较高,尽管不能从根本上达到预防目的,但对已知的病因应及早积极对因治疗,如控制血压、戒烟、限酒,以及尽量避免剧烈运动、情绪激动、过劳、用力排便、剧烈咳嗽等;对于长期便秘的个体应采取辨证论治思路长期用药(如麻仁润肠丸、芪蓉润肠口服液、香砂枳术丸、越鞠保和丸等);情志因素常为本病的诱发因素,对于已经存在脑动脉瘤、动脉血管夹层或烟雾病的患者,保持情绪稳定至关重要。

不少尸检材料证实,患者生前曾患动脉瘤但未曾破裂出血,说明存在危险因素并不一定完全会出血,预防动脉瘤破裂有着非常重要的意义。应当强调的是,蛛网膜下腔出血常在首次出血后 2 周再次发生出血且常常危及生命,故对已出血患者积极采取有效措施进行整体调节并及时给予恰当的对症治疗,对预防再次出血至关重要。

参考文献

[1] 陈艳芳.神经内科诊断与治疗精要[M].哈尔滨:黑龙江科学技术出版社,2020.

[2] 金刚.现代神经内科疾病诊治[M].天津:天津科学技术出版社,2021.

[3] 王强.神经内科疾病临床诊治与进展[M].北京:中国纺织出版社,2020.

[4] 胡春荣.神经内科常见疾病诊疗要点[M].北京:中国纺织出版社,2022.

[5] 赵静.神经内科疾病临床诊断与治疗[M].天津:天津科学技术出版社,2020.

[6] 付劭静.临床神经内科疾病诊治[M].南昌:江西科学技术出版社,2021.

[7] 鹿嫚.神经内科疾病诊治处理与康复[M].长春:吉林科学技术出版社,2022.

[8] 孙原.现代神经内科临床诊疗实践[M].北京:科学技术文献出版社,2020.

[9] 张卓伯,徐严明.神经内科疑难病例解析[M].北京:科学出版社,2022.

[10] 毛洪兵.神经内科常见病诊疗与康复[M].长春:吉林科学技术出版社,2020.

[11] 席富强.神经内科疾病诊治与介入应用[M].北京:科学技术文献出版社,2020.

[12] 樊书领,钟柳明,朱钦辉,等.神经内科疾病诊疗与康复[M].开封:河南大学出版社,2021.

[13] 刘增玲.神经内科常见疾病诊断指南[M].长春:吉林科学技术出版社,2020.

[14] 夏健,陈华,袁叶.神经内科疾病全病程管理[M].北京:化学工业出版社,2022.

[15] 黎红,李昆泉,庞敬涛.神经内科疾病临床诊疗学[M].天津:天津科学技术出版社,2020.

[16] 费才莲,尹又,杨亚娟.神经内科疾病小课堂[M].北京:化学工业出版社,2020.

[17] 王昆祥.现代神经内科疾病的综合治疗实践[M].北京:中国纺织出版社,2022.

[18] 曾湘良.神经内科疾病诊疗指南[M].天津:天津科学技术出版社,2020.
[19] 周长伟.神经内科疾病诊断与治疗精要[M].天津:天津科学技术出版社,2021.
[20] 王文浩,赵红英,张惠芳,等.神经内科医师处方手册[M].郑州:河南科学技术出版社,2020.
[21] 于春华.神经内科常见病诊疗[M].上海:上海交通大学出版社,2020.
[22] 李秋菊,李立,毕胜男,等.神经内科常见疾病诊断与治疗[M].上海:上海科学技术文献出版社,2022.
[23] 宋丽娟.神经内科疾病诊治方案[M].沈阳:沈阳出版社,2020.
[24] 高媛媛.神经内科常见疾病检查与治疗[M].哈尔滨:黑龙江科学技术出版社,2021.
[25] 牛奔.新编神经内科诊疗精要[M].天津:天津科学技术出版社,2020.
[26] 李艳丽,张亚娟,郭森.神经内科疾病诊断与治疗[M].北京:中国纺织出版社,2020.
[27] 张世生.临床神经内科诊断学[M].沈阳:沈阳出版社,2020.
[28] 魏佳军,曾非.神经内科疑难危重病临床诊疗策略[M].武汉:华中科技大学出版社,2021.
[29] 梁燕.现代神经内科疾病诊治与手术指导[M].南昌:江西科学技术出版社,2021.
[30] 曹学胜,刘彪,郑菲,等.磁共振 ASL 技术鉴别诊断超急性脑梗死与急性脑梗死的作用[J].现代医用影像学,2022,31(5):897-899.
[31] 梁军利,陆梦如,梁津瑜,等.托吡酯滴定联合文拉法辛治疗慢性偏头痛伴广泛性焦虑障碍的临床疗效及托吡酯有效剂量研究[J].中国全科医学,2021,24(2):243-247.
[32] 吴云虹,周少珑,王景,等.结核性脑膜炎患者血清神经细胞黏附分子 1 与转甲状腺素蛋白的表达及临床意义研究[J].中国全科医学,2022,25(12):1435-1440.
[33] 赵德春,陈欢,沈利豪,等.基于模型的帕金森病闭环深部脑刺激效果指标研究[J].电子与信息学报,2023,45(2):680-688.
[34] 闫森.亨廷顿舞蹈病神经发育障碍的研究进展[J].中山大学学报:医学科学版,2022,43(5):691-696.